COLLECTION D'HYGIÈNE PRATIQUE & FAMILIALE —

L'HYGIÈNE PAR LES CURES THERMALES

PAR LE DR H. MAUBAN

PRÉFACE DU P^R A. GILBERT

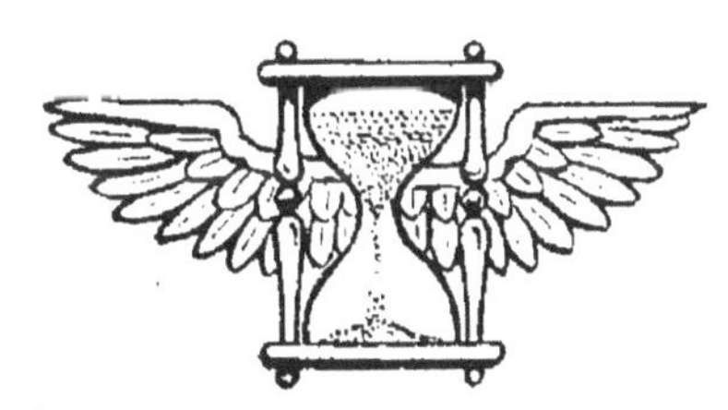

LIBRAIRIE CH. DELAGRAVE, 15, RUE SOUFFLOT, PARIS —

L'Hygiène par les Cures Thermales

COLLECTION D'HYGIÈNE PRATIQUE ET FAMILIALE

L'Hygiène par les Cures Thermales

PAR

LE Dr H. MAUBAN

Ancien interne des hôpitaux de Paris
Médecin consultant à Vichy

Préface de M. le Professeur A. GILBERT

Membre de l'Académie de Médecine
Professeur à la Faculté de Médecine de Paris
Médecin de l'Hôpital Broussais

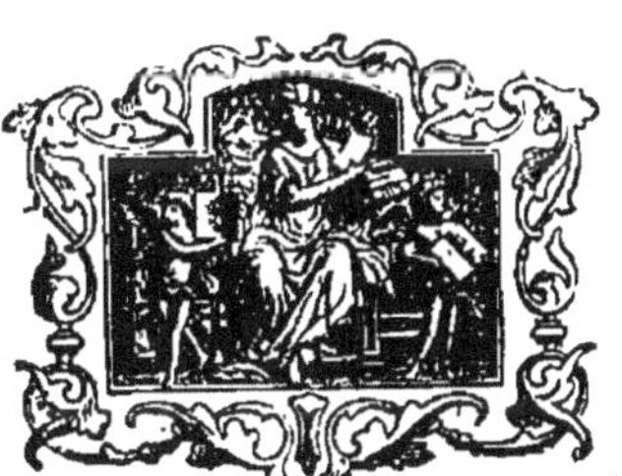

PARIS
LIBRAIRIE CH. DELAGRAVE
15, RUE SOUFFLOT, 15

PRÉFACE

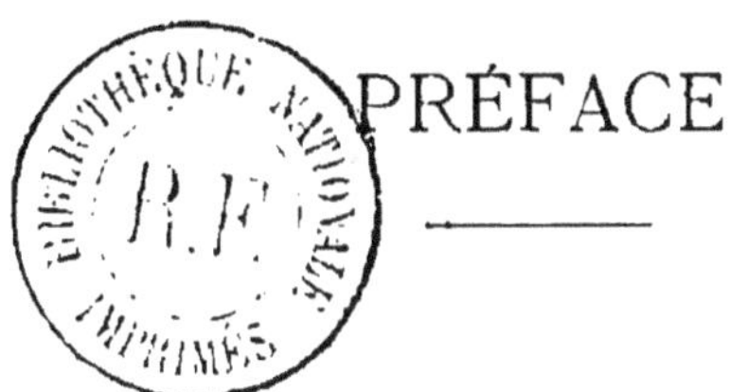

La France est, par excellence, le pays des eaux minérales ; elle en possède de toutes classes et de toutes variétés : à côté des bicarbonatées simples de Vichy ou de Vals, dont on retrouve difficilement les analogues à l'étranger, ce sont les bicarbonatées mixtes, si variées, des Cévennes et du Massif Central, les sources arsenicales de La Bourboule et du Mont-Dore, la riche gamme des sulfureuses pyrénéennes et alpestres ; ce sont nos multiples sources d'eaux dites indifférentes, sédatives par radioactivité ; pour la cure chlorurée nous avons à notre disposition, en dehors de nos innombrables plages, si diversement situées, des eaux thermales chlorurées pures, des chlorurées-sulfatées, des chlorurées-sulfurées. Il n'est guère de province française qui ne possède sa station ; le moindre de nos massifs montagneux laisse sourdre une source thermale.

On chercherait vainement hors de nos frontières une aussi grande variété de richesses hydrominérales groupées en un espace aussi restreint.

Nos stations, d'autre part, sont les premières qui s'offrent à l'étranger venant d'Amérique, d'Angleterre ou d'Espagne; elles sont d'un accès facile aux autres nationaux Européens.

Pourquoi donc, florissantes sans doute, ne donnent-elles pas toute leur mesure, pourquoi leur succès reste-t-il au-dessous de leur valeur naturelle, de la valeur professionnelle des médecins qui y consultent?

C'est qu'elles subissent encore les conséquences de la terrible crise que notre pays a traversée à la fin du siècle dernier. Elles ont à mener, de ce fait, une lutte plus âpre contre leurs similaires allemandes; Vichy doit compter avec Carlsbad, sa puissante rivale, nos stations chlorurées avec Hombourg, Kissingen, Wiesbaden; nos stations sulfureuses, arsenicales, radioactives, ont à souffrir de l'indifférence voulue des médecins d'éducation allemande qui, sans doute par un sentiment de nationalisme étroit, renoncent au parti qu'ils pourraient en tirer.

Nous-mêmes faisons le jeu de nos concurrents par notre tendance à toujours admirer ce qui vient de l'étranger; insouciance ou snobisme, nous allons souvent chercher hors de France ce que nous trouverions facilement chez nous. C'est ainsi que nous reviennent, avec l'estampille étrangère, des découvertes ou des innovations que nos compatriotes n'avaient pu d'abord acclimater ici : les tables de régime par exemple, dont l'idée première était toute française, commencent seulement à être appliquées chez nous, tandis qu'elles sont en plein fonctionnement dans les pays allemands.

Une autre raison d'infériorité relative est l'absence de confort et d'attractions modernes dans quelques-unes de nos stations,

Nos médecins consultants, enfin, auraient avantage, pour mieux mettre leur science en valeur, à se familiariser plus encore avec les langues étrangères ; ils pourraient ainsi nouer des relations plus étroites avec des praticiens des différents pays ; aucun ne devrait négliger dès lors, de venir se rappeler périodiquement au souvenir de ses confrères étrangers, comme le font auprès de nous sans relâche nos confrères allemands.

Rendons-nous compte exactement des difficultés à vaincre, des points où faire porter l'effort et nous procurerons à nos stations un succès adéquat à leur richesse naturelle.

Dans le petit livre qu'il publie aujourd'hui, M. Mauban met précisément en lumière l'extrême abondance de nos ressources hydrominérales, tout en laissant aux eaux étrangères leur place méritée. Ancien interne distingué des hôpitaux de Paris, médecin consultant à Vichy depuis quelques années, l'auteur pouvait étudier avec fruit le sujet qu'il s'est proposé. Il y a apporté en outre la méthode et la concision nécessaires. Toutes les faces intéressantes de la question ont été par lui envisagées : principes actifs des eaux, climats, modes d'application, moyens adjuvants, classification, indications d'emploi, stations en particulier.

L'ouvrage est par excellence destiné aux médecins, cependant, la clarté de son exposition et la limpidité de son style le rendent accessible également aux personnes étrangères à la médecine. C'est dire que, comme les médecins eux-mêmes, les malades ou leur entourage en peuvent faire leur profit.

A. GILBERT.

CHAPITRE PREMIER

L'EAU MINÉRALE

GÉNÉRALITÉS

Définition.

Il est bien difficile de définir exactement une *eau minérale* ou encore eau thermale ou thermo-minérale, car la minéralisation seule ne peut servir à distinguer celle-ci des autres puisque toutes les eaux de source sont minéralisées plus ou moins ; ce n'est pas davantage une question de doses, puisque certaines eaux minérales sont moins riches en matières dissoutes que les eaux de source ou eaux potables que nous utilisons pour la boisson ; ce n'est pas non plus une question de température, puisqu'on distingue les eaux minérales en eaux froides, tempérées, chaudes et très chaudes ; et cependant, c'est l'ensemble de ces caractères de minéralisation et de température, qui en fait les propriétés les plus connues. — A ces deux caractéristiques il faut en ajouter une troisième : c'est l'usage thérapeutique qui est fait de ces eaux et qui exprime un des points qui les sépare véritablement des autres eaux naturelles.

Il existe en effet certaines eaux très faiblement minéralisées et froides mais dont la température est constante, qui ne se distinguent de l'eau potable que par l'action thérapeutique qu'on leur reconnaît. Jusqu'à ces dernières années, cette action paraissait inexpliquée; nous verrons dans un des chapitres suivants comment on peut appliquer à ces eaux ainsi qu'à toutes les eaux thermales, une origine particulière, et comment on peut expliquer par leur capacité en forces électro-dynamiques et radio-actives, leur action thérapeutique.

Nous définirons donc les *Eaux Minérales :* des eaux naturelles, à température constante, « qui sont employées en thérapeutique en raison de leur constitution chimique ou de leur température ». (Max Durand-Fardel, *Traité des eaux minérales.*)

Origine des eaux minérales.

Jusqu'à ces derniers temps on admettait que les eaux minérales étaient issues de l'infiltration dans la profondeur des eaux de surface. Les eaux de pluie, l'eau des lacs, l'eau des rivières, l'eau de la mer, en pénétrant soit par imbibition lente, soit brusquement, par des fentes, des gouffres ou des crevasses dans la profondeur de la terre, formaient des nappes souterraines voisines des parties centrales en ignition. Grâce à la température du milieu et à leur décomposition partielle en vapeur d'eau, grâce aussi à la seule déclivité de certains terrains, ces eaux des nappes souterraines regagnaient la surface du sol chargées de principes chimiques et constituaient suivant leur minéralisation ou leur température, soit les eaux des sources, soit les eaux minérales.

Théorie nouvelle.

Tout dernièrement, M. le Pr Armand Gautier apportait au Congrès de Physiothérapie de Rome la conclusion des études entreprises par lui depuis plusieurs années sur cette importante question. A la théorie ancienne ou neptunienne, il oppose sa théorie volcanienne ou plutonienne des eaux minérales : c'est cette théorie nouvelle que nous allons résumer.

Remarquons que les eaux thermales sont généralement groupées par régions : elles sortent des cratères ou des terrains volcaniques voisins. Ce sont des eaux volcaniques, au même degré que la vapeur d'eau qui jaillit des volcans en éruption, mais elles ne sauraient venir ni de la surface terrestre ni des mers, parce que pour pénétrer dans les profondeurs d'où sortent les gaz et les laves incandescentes, les eaux auraient à vaincre une pression considérable (6.000 atmosphères) et que les failles par lesquelles elles se feraient jour vers le centre de la terre, ne tarderaient pas à être aveuglées par les sels résultant de la volatilisation de l'eau introduite. Ces eaux proviennent donc des parties profondes de la terre, tout comme les laves et les vapeurs volcaniques. Remarquons aussi : « que ces eaux chaudes contiennent toutes, réunis ou séparés, les éléments caractéristiques des émissions d'origine ignée : l'azote, le bore, le phosphore, l'arsenic, le soufre, le chlore, le brome, l'iode, le silicium, le carbone, tous éléments qui sortaient des failles volcaniques avec les fumerolles au moment des éruptions ». Elles ne sont pas imprégnées seulement de substances chimiques, comme semble l'admettre la théorie ancienne ; elles se sont formées au centre de la terre : ce sont des eaux nouvelles.

Pour comprendre leur formation il faut admettre qu'elles prennent naissance de la combustion de l'hydrogène central, car, sans chercher sous quelle forme il existe à son origine, on peut déjà prévoir certaines de ses combinaisons : ainsi en s'unissant avec les oxydes métalliques des roches en ignition, il les réduit en donnant de la vapeur d'eau ; dans les zones plus superficielles mais encore au rouge, il s'attaque aux peroxydes métalliques pour former de l'eau, et s'unissant à l'acide carbonique dont le dégagement est continu, il est en partie réduit par lui avec formation d'eau. Il en résulte donc une incessante formation de vapeur au sein de cette zone pâteuse encore au rouge qui enveloppe le noyau métallique du globe. C'est l'eau ainsi produite que nous retrouvons combinée en partie aux matériaux pierreux des roches primitives, et dont l'excès s'échappant par toutes les fissures et failles, après s'être condensé à l'état liquide dans les couches supérieures, arrive à la surface terrestre sous forme de sources thermales.

Le Pr Gautier démontre encore que ces mêmes roches contiennent sous forme de combinaison stable, et non pas comme eau d'imbibition ou de cristallisation, une faible quantité d'eau. Ainsi un kilo de granit pulvérisé et desséché à 250 degrés donne au rouge plus de 7 grammes d'eau ; un kilo de porphyre en donne 12 ; quant aux gaz issus de la combustion, ils ont la composition des gaz volcaniques. « Si donc d'après ces expériences on calcule ce que produirait d'eau et de gaz un kilomètre cube de granit qui, par suite d'un effondrement, d'un écrasement, ou de la montée des laves sous-jacentes, serait rapidement porté dans les profondeurs à la température du rouge, on trouve que la quantité d'eau ainsi dégagée de cette roche sèche en apparence, s'élèverait à 26 millions de tonnes » qui à la température des laves (1300°) donneraient 190 milliards de mètres cubes de vapeur. Pour les gaz, leur volume serait à 1300°, de 30 milliards de mètres cubes, de sorte que la pression atteindrait entre 6 et 7.000 atmosphères. « On voit donc qu'il est inutile d'aller demander à l'hypothèse improbable de la pénétration des eaux de surface jusqu'à des profondeurs de 36 à 40 kilomètres, qui sont celles des laves fondantes, l'explication de la production de l'eau minérale. Celle-ci ne peut pas être considérée comme une eau d'infiltration réchauffée et chargée de gaz ou de matériaux chimiques ; la nouvelle hypothèse du Pr Gautier oppose à cette eau artificielle, une eau nouvelle et vivante qui prend naissance dans le noyau terrestre igné ; véhicule fraîchement préparé pour des éléments minéraux d'autant plus actifs qu'ils sont eux-mêmes à l'état natif.

Captage.

Comment ces eaux affleurent-elles à la surface du sol et comment y sont-elles captées ? C'est à la faveur des dislocations des roches et des écrasements survenus au moment des éruptions volcaniques, que l'eau minérale se fait jour jusqu'à la surface, par des fentes, des failles, ou des interstices laissés entre les parois des roches disloquées. Issues d'une origine commune, les eaux d'une même station ne viennent-elles pas témoigner par les différences dans leur minéralisation, leur température, leur gaz dissous, qu'elles ont suivi pour affleurer un trajet différent. Certaines arrivent presque directement à la surface, d'autres se perdent à leur émergence dans le terrain meuble qui les recouvre, et se mélangent aux eaux d'infiltration. Dans l'un et l'autre cas d'ailleurs, le captage est nécessaire pour donner à l'exploitation une eau pure et ayant conservé autant que possible sa température, ses gaz et ses sels dissous.

Le captage se fait à la surface si la roche sous-jacente présente les garanties suffisantes de solidité et d'imperméabilité aux eaux d'infiltration ; dans le cas contraire, il se fait dans la profondeur par galeries cimentées, ou encore par forages artésiens.

Quand la source en jaillissant se perd dans les terrains qui l'entourent, il est nécessaire de descendre par des puits à la recherche du ou des griffons d'origine. Les travaux sont arrêtés au moment où l'on s'approche de la cassure de la roche par laquelle l'eau s'échappe et surtout quand le terrain présente les conditions requises d'étanchéité. L'émergence de chaque griffon est alors aveuglée par un bouclier imperméable traversé par une conduite en tuyaux émaillés ou vitrifiés à l'intérieur qui amènera l'eau à la vasque. De cette façon elle arrive sans perte et surtout sans infiltration d'eaux impures, jusqu'à l'endroit où elle doit être utilisée.

Dans certains cas, où l'on suppose la présence d'une nappe d'eau souterraine, ou lorsque l'on veut augmenter le débit de certains griffons, en partie aveuglés par des dépôts calcaires, on pratique le forage d'un puits artésien.

Exploitation et protection des sources.

Tout propriétaire d'une eau minérale ne peut l'exploiter qu'après en avoir obtenu l'autorisation; celle-ci, demandée au Préfet et soumise au Ministre, n'est accordée qu'après avis de l'Académie de Médecine, moyennant certaines conditions, pour une période de 30 années. Si la source est déclarée d'utilité publique, le propriétaire est soumis à certaines servitudes, mais la source est entourée d'un périmètre de protection. Il devient dès lors interdit, dans un rayon déterminé autour de celle-ci, de pratiquer aucun sondage, aucun travail souterrain, sans l'autorisation du préfet. Ce périmètre qui était autrefois de 1.000 mètres de rayon, a été depuis reconnu insuffisant et considérablement étendu pour certaines localités.

En dehors de cette protection contre les travaux souterrains, les sources doivent être à leur émergence protégées contre les poussières de l'atmosphère; ainsi dans nombre de stations thermales, les vasques sont recouvertes de cloches métalliques ou en cristal, hermétiquement closes, et l'eau y est distribuée par des robinets, au lieu d'être puisée à même la vasque avec le verre des baigneurs, comme on le faisait autrefois.

Exploitation de l'eau embouteillée.

L'exploitation et la vente des eaux minérales en bouteilles est soumise à certaines formalités restrictives par des ordonnances dont voici la substance : On ne peut embouteiller et vendre que l'eau d'une source autorisée; les eaux ne doivent avoir subi ni décantation ni gazéification; bouteilles et bouchons doivent être rincés et stérilisés; enfin le remplissage et le bouchage doivent être faits immédiatement après la stérilisation. Ainsi sont écartées toutes les chances de contamination.

CARACTÈRES PHYSIQUES

Couleur.

Les eaux minérales sont généralement incolores au moment de leur sortie de terre, ou ne présentent une coloration que vues à travers une grande épaisseur sur un fond blanc ; certaines cependant ont dès leur apparition une teinte opaline due à des principes minéraux précipités sous forme de poussière microscopique (poussière d'ardoise, Ax ; de soufre, Luchon). De la même manière la plupart des eaux contenant de l'acide carbonique prennent par le repos une teinte semblable due à la perte d'une partie du gaz dissous et à la précipitation des matériaux primitivement solubilisés par lui.

Odeur.

Certaines eaux ont une odeur forte et désagréable d'œufs pourris : ce sont les eaux sulfureuses ; d'autres ont une odeur marécageuse, ou encore bitumineuse.

Saveur.

Leur saveur est très variable et change suivant les sels minéraux et les gaz dissous : elle est agréable, piquante, styptique, dans les eaux chargées de gaz carbonique ; elle est désagréable dans les eaux sulfureuses ; elle est nauséeuse, amère, ou salée, dans certaines eaux chaudes ; parfois même elle semble onctueuse dans la bouche (eaux de Luchon par exemple).

Température.

La température des eaux minérales oscille avec une infinie variété entre $+ 4°$ eau la plus froide (le Moudang, Pyrénées) et $+ 95°$ (Hammam-Meskoutine, Algérie). Dans chaque station les eaux d'une même origine présentent généralement une gamme de températures variées avec un écart sensible entre l'eau la plus fraîche et l'eau la plus chaude. Vichy en est un exemple : dans cette station où toutes les eaux sont comparables, les températures vont de $+ 12°$ Célestins à $+ 44°$ Chomel, et même $+ 61°$ source du Dôme, avec des températures intermédiaires. Ces variations de température ne peuvent donner aucune indication au sujet de l'origine de la source ; elles montrent seulement que l'eau issue d'un même foyer central, suit pour arriver à la surface des chemins plus ou moins détournés où elle se refroidit, soit au contact des roches de la surface, soit en se mélangeant à des eaux d'origine différente.

En général on admet que dans un même bassin les eaux les plus pures et les plus minéralisées sont les plus chaudes, les eaux froides ayant, en même temps que leur température, perdu une partie de leurs sels minéraux ; par contre les eaux froides conservent mieux les gaz dissous que les eaux chaudes.

On a classé les sources minérales en sources froides ou athermales, tempérées ou tièdes, chaudes ou thermales, et très chaudes ou hyperthermales : cette classification tout artificielle ne peut donner aucune indication au sujet du mode d'emploi, car on peut, suivant les cas, se servir des sources chaudes ou des sources froides pour obtenir un même résultat. Qu'il nous suffise de dire qu'il y a peu d'années encore, on réservait à l'usage externe les eaux chaudes, pour ne donner en boisson que les eaux froides ou tempérées ; tandis qu'à l'heure actuelle l'inverse tend à se produire, et que les eaux chaudes délaissées autrefois en boisson de la source Chomel à Vichy, du Sprüdel à Carlsbad, pour ne citer que les plus importantes, sont de plus en plus appréciées pour l'usage interne. Parmi les eaux hyperthermales de France, nous citerons : Chaudes-Aigues 81°, Plombières 68°, Luchon 64°, Amélie et Dax 61°, Bourbon-Lancy 56°, la Bourboule 55°, Néris, Luxeuil, Balaruc et Saint-Gervais 48°, Lamalou 46°, Vichy, le Mont-Dore, Aix-les-Bains, Barèges 44-45°. Parmi les eaux tempérées : Châtel-Guyon, Uriage, Bagnoles-de-l'Orne 27°, Capvern 24°, et parmi les eaux froides : Allevard, Vals 16°, Enghien, Salies-de-Béarn 15°, Forges et Bussang 13°, Evian, Pougues 12°, Contrexéville et Vittel 11°, Orezza 11°, Saint-Galmier 8°, Forges-les-Eaux 7° et le Moudang 4°. Parmi les eaux étrangères hyperthermales il faut retenir : en Bohême la source Sprudel de Carlsbad 73°, en Italie : Abano 86° et en Algérie : Hammam-Meskoutine 95°.

Toutes les eaux chaudes, à part certaines exceptions, sont des eaux de montagne ou de régions volcaniques, les eaux froides jaillissent plus généralement dans la plaine ; les eaux chaudes ont aussi le plus souvent un débit plus considérable que les eaux tempérées ou froides, et c'est très probablement l'abondance de ces eaux qui leur assure la conservation d'une partie de leur température originelle.

Débit.

Quoi qu'il en soit le volume approximatif des sources thermales françaises est considérable. Le calcul en a été fait par *Wilm et Jacquet* d'après la statistique de 1883 du service des mines. C'est en chiffres ronds près de 700.000 hectolitres par jour, exactement 47.000 litres à la minute « Ce chiffre représente presque exactement la 100ᵉ partie du débit de la Seine à l'étiage dans la traversée de Paris. » — Si depuis 1883 le débit des eaux minérales anciennes ne s'est pas accru, cependant nombre de sources ont été captées et autorisées, nombre de puits artésiens ont été forés et les chiffres donnés plus haut doivent être à l'heure actuelle inférieurs de près d'un quart à la réalité.

Peu de stations thermales ont à leur disposition un volume d'eau suffisant pour distribuer l'eau à la fois aux buveurs et aux baigneurs. On admet en effet que la quantité d'eau minérale nécessaire pour un bain est d'environ 300 litres ; aussi les sources froides, à débit faible, sont-elles utilisées le plus souvent en boisson ; les eaux chaudes à débit moyen peuvent prêter à l'installation des bains et des douches, et il faut un débit considérable pour qu'une station puisse fournir pendant la saison thermale non seulement des bains et des douches mais encore des bains à eau courante. Dans certaines localités où le débit des sources ne permettrait pas d'assurer autant de bains qu'il est nécessaire pendant la saison thermale, à cause de l'affluence considérable des baigneurs, on met en réserve pendant l'hiver, dans d'immenses réservoirs souterrains et hermétiquement clos, l'eau qui serait inutilisée pendant la mauvaise saison. A titre de document nous donnons ci-dessous le débit approximatif des plus abondantes stations françaises : Salins-Moutiers 3.500 hectolitres par jour, Aix-les-Bains 3.000, Bagnères-de-Bigorre 2.700, Dax 2.100, Saint-Christau 1.850, Capvern 1.800, Ax 1.300, Cauterets 1.300, la Bourboule 1.060, Néris, Châtel-Guyon 1.000, Vichy, Plombières 5 à 600, Uriage 500, etc.

CARACTÈRES CHIMIQUES

Parmi les caractères chimiques des eaux minérales, nous envisagerons successivement la minéralisation, la teneur en gaz et en matières organiques, tous renseignements fournis par l'analyse chimique et accessoirement par la cryoscopie ; nous terminerons par un résumé de la question toute nouvelle de la radio-activité des eaux minérales, de leur ionisation et de leur richesse en substances colloïdes.

Minéralisation.

Les matériaux dissous dans une eau minérale sont très nombreux, mais comme beaucoup d'entre eux se rencontrent pour ainsi dire invariablement dans toutes les sources thermales, leur présence ne peut servir de base à une classification méthodique : la caractéristique chimique des eaux est donc fournie soit par les substances qui s'y trouvent prédominantes, soit par celles dont l'usage thérapeutique leur donne la plus grande valeur.

Analyse chimique.

L'analyse chimique qui nous renseigne sur les caractères d'une eau thermale peut être considérée sous un double point de vue, suivant que l'on envisage seulement les corps simples, acides et bases révélés par les réactifs avec les chiffres fournis par l'analyse réelle, ou suivant que l'on forme hypothétiquement la combinaison entre les uns et les autres, pour noter les sels sous la forme la plus probable où ils existent dans l'eau. Cette dernière façon d'envisager l'analyse chimique, la plus employée jusqu'à présent, a l'inconvénient de ne donner que des résultats probables; son exactitude n'est pas rigoureuse, car deux chimistes ayant trouvé des chiffres identiques d'acides et de bases peuvent, en interprétant les combinaisons probables de ceux-ci, arriver à des résultats différents au point de vue des sels. Il est donc à souhaiter qu'à l'analyse hypothétique on substitue progressivement l'analyse réelle, dite par notation ionique, qui seule est capable de fournir des termes de comparaison entre les sources. Cette façon de calculer une analyse d'eau a été employée pour la première fois par Frenkel au sujet de la source du Prieuré de Saint-Christau (Société d'hydrologie médicale de Paris, 21 novembre 1898).

Corps simples.

Les corps simples les plus fréquemment rencontrés sont parmi les acides : l'acide carbonique, l'acide chlorhydrique, l'acide sulfhydrique et l'acide sulfurique ; parmi les bases : la soude, la chaux, la magnésie ; parmi les gaz : l'hydrogène, l'oxygène, l'azote, et plus rarement 2 gaz inertes récemment caractérisés : l'argon et l'hélium, dont nous verrons l'importance dans un des chapitres suivants. Parmi les métaux et métalloïdes, citons : le fer, l'arsenic, l'iode, la lithine, le brome et le fluor, ces derniers dans de faibles proportions ou à l'état de traces.

Sels.

Acides, bases, gaz, métaux et métalloïdes sont les principes que révèle l'analyse réelle, mais en réalité ceux-ci n'existent dans l'eau thermale que sous forme de composés ou de sels dont les plus fréquemment rencontrés sont : les carbonates et bicarbonates, les sulfures et les sulfates, les chlorures, les bromures, les iodures, les fluorures, enfin les azotates, borates et arséniates, etc.

Acide carbonique.

On remarquera que nous avons rangé le gaz carbonique à sa place rationnelle parmi les acides, mais en réalité il se comporte dans l'eau minérale comme un gaz dissous. C'est parmi les gaz des eaux le plus soluble, le plus fréquent et le plus abondant. Il se dissout à la faveur de la pression considérable des milieux où l'eau prend naissance, aussi a-t-il tendance à s'en séparer dès que la pression disparaît ou seulement diminue ; c'est grâce à sa présence dans l'eau que celle-ci se charge de carbonates qu'elle laisse d'ailleurs précipiter aussitôt qu'il se dégage ; c'est lui qu'on voit se dégager en masse par gros bouillons de certaines sources du centre de la France, d'une façon d'autant plus remarquable que l'eau est plus chaude ; à tel point que par instants la vasque ressemble à une marmite en ébullition. Madame de Sévigné s'y laissait tromper quand elle écrivait de Vichy dans une de ses lettres : « Qu'on mette une herbe ou une fleur dans cette eau, elle en sort aussi fraîche que lorsqu'on la cueille... raisonnez là-dessus... » et plus loin : « Je mis hier, moi-même une rose dans la fontaine bouillante (la Grande Grille, 41 degrés) elle y fut longtemps saucée et resaucée et je l'en tirai comme de sur la tige. J'en mis une autre dans une poëlonnée d'eau chaude, elle y fut en bouillie en un moment... Il est certain que ces eaux sont miraculeuses. » — C'est encore le gaz carbonique qui se dégage de l'eau thermale en telle abondance par endroits que l'air devient difficile à respirer autour des sources quand l'atmosphère est calme, ou que la source est située dans une dépression formant cuvette où l'acide carbonique s'accumule à cause de sa densité ; dans certaines localités même, l'acide carbonique dégagé par les sources est tellement abondant que des usines se sont construites pour le recueillir, le comprimer et le distribuer à l'industrie.

Matières organiques.

A côté des matériaux chimiques et des gaz contenus dans l'eau thermale, une place à part doit être réservée aux matières organiques. Il ne sera naturellement pas question dans ce chapitre des matières azotées que contiennent souvent en suspension les eaux de surface, ou les eaux minérales impures, mais de matières azotées, assez mal définies d'ailleurs, qu'on décèle dans les résidus de certaines sources thermales. D'après DURAND FARDEL (*Traité des eaux minérales*), elles se présentent sous 3 formes différentes :

1° En dissolution dans certaines eaux sulfureuses ; c'est une matière azotée ayant une odeur de bouillon.

2° En suspension : barégine ou glairine ; c'est une matière gélatineuse récoltée dans les conduites d'eau, provenant sans doute de débris d'organisation végétale.

3° La sulfuraire : matière très azotée et spéciale à certaines eaux thermales. Ces matières organiques peuvent se produire en quantité prodigieuse et elles contribuent à donner à certaines sources leur caractère onctueux : les eaux d'Amélie-les-Bains en fourniraient par jour 750 kilos. Il faut encore rapprocher de la sulfuraire certaines algues riches en matières azotées et en iode, d'une couleur rougeâtre, comme celles que l'on trouve en grande abondance dans les eaux chlorurées de Salies-de-Béarn.

Constance de minéralisation.

Si la température de l'eau thermale reste théoriquement toujours fixe et pour ainsi dire immuable, sa minéralisation ne doit pas changer davantage. On ne pourrait en effet accorder le nom d'eau minérale à celle dont les propriétés varieraient suivant la pression atmosphérique, ou suivant l'abondance ou la rareté des pluies. Admettre qu'une eau minérale puisse changer sa nature suivant les saisons, serait admettre qu'elle communique plus ou moins ouvertement avec les eaux de surface en s'y mélangeant, ou que la source en question n'est qu'une eau de surface minéralisée pendant son trajet souterrain. Ceci est tellement vrai que l'autorisation d'exploiter n'est accordée qu'autant que deux analyses contradictoires pratiquées, l'une au printemps et l'autre après la sécheresse de l'été, sont rigoureusement concordantes. Il est donc nécessaire dans la surveillance des sources, de s'attacher tout particulièrement à la fixité de leur minéralisation.

Si l'analyse chimique donne sur ce point des résultats précis, il n'en reste pas moins vrai que c'est une méthode longue et particulièrement délicate. Dans certains cas, elle peut être remplacée avantageusement par un procédé scientifique très simple qu'on applique depuis quelques années seulement à l'analyse des eaux minérales, nous voulons parler de la cryoscopie. Cependant si cette méthode peut indiquer très exactement une modification dans la minéralisation de l'eau, elle est incapable de renseigner sur la nature de la modification survenue. Elle doit donc être dans ce cas toujours complétée par l'analyse chimique.

Cryoscopie.

La cryoscopie est basée sur ce principe, énoncé par Raoult, que tout corps solide, liquide, ou gazeux, en se dissolvant dans un composé défini liquide, capable de se congeler, en abaisse le point de solidification, et que l'abaissement de ce point, proportionnel au poids de substance dissoute, est toujours invariable pour un poids de substance dissoute déterminé. Donc une eau minérale n'étant en réalité qu'une dissolution toujours semblable à elle-même de sels et de gaz, devra garder, si elle ne change pas de composition, un point de congélation identique. La cryoscopie indiquera par conséquent, par un abaissement ou un relèvement du degré de congélation de l'eau analysée, si sa teneur en gaz et en sels dissous s'est augmentée ou réduite; c'est l'analyse chimique qui déterminera ensuite dans quelles proportions.

Nous ne pouvons indiquer ici la technique complète de la cryoscopie d'une eau minérale, mais nous la résumerons brièvement : dans un récipient un peu large on place un mélange de glace pilée et de sel marin; au centre de celui-ci on dispose un récipient plus petit contenant de l'alcool ou une solution non congelable d'eau et de glycérine : c'est dans ce dernier qu'on introduit un tube à essai rempli d'une certaine quantité de l'eau dont on veut déterminer le point de congélation. Dans ce tube à essai se trouvent aussi : le thermomètre sur lequel se fera la lecture, et un agitateur en platine.

Le thermomètre construit spécialement pour cet usage n'indique que les températures comprises entre $+$ 1 degré centigrade, et $-$ 5 degrés sous o, mais chaque degré, au lieu d'être divisé en 10 parties, comme dans les thermomètres pour mesurer la fièvre, est divisé en 100 parties ou même davantage. — Au début de l'opération on voit le thermomètre baisser lentement et même descendre au-dessous du point de congélation probable de l'eau qu'on examine (surfusion), puis, au moment où la congélation commence (on s'en aperçoit à la résistance que rencontre l'agitateur qui ne doit jamais s'arrêter), on voit la colonne de mercure remonter brusquement d'abord, puis de plus en plus lentement et s'immobiliser enfin pendant une trentaine de secondes avant de redescendre définitivement. C'est à ce moment que doit se faire la lecture. Le degré ainsi obtenu représente le point cryoscopique ou Δ (delta) du liquide examiné.

RADIO-ACTIVITÉ DES EAUX MINÉRALES

Si l'on ne s'expliquait pas autrefois d'une manière satisfaisante l'action des eaux minérales à caractère chimique nettement défini, à plus forte raison, était-on embarrassé pour expliquer l'action de quelques sources non thermales, peu gazeuses, et peu minérales dont l'influence sur certaines guérisons était cependant manifeste. Or nombre de ces stations « oligo-métalliques », ainsi que les baptise Fleury (1), tirent leur action d'une propriété nouvellement reconnue : la radio-activité.

Le radium.

Avant d'aborder cette question, il est indispensable que nous résumions les belles découvertes qui ont illustré les noms de Becquerel, de Curie, de Crookes, de Rutherford.

C'est en 1896 que la radio-activité de la matière était découverte par Becquerel; à ce moment, l'uranium, type des corps radio-actifs, était reconnu capable d'émettre spontanément et indéfiniment des rayons invisibles pour l'œil, mais enregistrables par les procédés photographiques. Deux ans après cette découverte de Becquerel, M. et Mme Curie isolaient le radium, jouissant des mêmes propriétés que l'uranium, mais avec une intensité deux millions de fois plus grande. — Le radium (2), qu'on extrait de la « pechblende » minerai d'Autriche et de tous les minéraux contenant de l'uranium, se présente le plus généralement sous forme de sels (chlorure, bromure ou sulfate de radium); lumineux par lui-même, il rend lumineux ou phosphorescent certaines substances qui l'avoisinent; ses rayons impressionnent les plaques photographiques, même au

(1) FLEURY, *Précis d'hydrologie*, 1907.

(2) Consulter pour plus de détails, J. DANNE. Radium, *Science au XX* siècle*, 15 janvier 1904.

travers des corps opaques qu'ils traversent comme les rayons X. Sans perte de poids apparente, les sels de radium dégagent continuellement de la chaleur. Les rayons du radium, nullement influencés par la chaleur (eau bouillante) ou le froid (air liquide), ne sont déviés ni par les miroirs ni par les prismes, alors qu'ils sont déviés et décomposés par l'aimant. Ils rendent l'air atmosphérique dans leur voisinage bon conducteur de l'électricité : ils ont donc la propriété de décharger à distance un électroscope. Enfin ils agissent sur certaines substances et les transforment : ainsi par exemple, le phosphore blanc devient phosphore rouge, le verre et les sels alcalins se colorent et certaines pierres précieuses (rubis, émeraude) perdent leur couleur initiale. Mais les rayons du radium ont surtout des actions physiologiques qui doivent retenir notre attention.

Action physiologique du radium.

D'une façon générale le radium agit en activant les phénomènes vitaux des cellules, des glandes, des viscères ; mais cette action tonique et excitante vient-elle à dépasser son but, se montre au contraire destructrice des tissus vivants et perturbatrice de leur évolution normale. Sur la peau par exemple, le radium produit d'abord une exagération de la circulation et la rougeur, mais si l'action est trop forte ou prolongée c'est la brûlure qui survient : sur les centres nerveux c'est d'abord la diminution de la sensibilité, mais par excès ensuite la paralysie. En somme l'action du radium sagement dosée et réduite à ses limites thérapeutiques, modère les phénomènes inflammatoires, modère la douleur, et active la vitalité des cellules en général.

Émanations du radium.

Une des propriétés du radium dont nous n'avons pas encore parlé et dont la constatation est grosse de conséquences surtout en ce qui concerne les eaux minérales, est la suivante :

Le radium émet non seulement des rayons actifs qui lui sont propres, mais il est encore capable de communiquer temporairement aux substances qui l'environnent, une partie de son activité. Cette « émanation » du radium se comporte comme un gaz et se fixe sur les liquides ou les solides. Comme un gaz l'émanation se mélange à l'air et se dissout dans l'eau ; comme un gaz elle est arrêtée par un corps solide ; comme un gaz elle peut s'échapper d'un liquide qui la contient si le récipient est ouvert ou mal fermé (ce dernier même serait-il hermétiquement clos elle disparaîtrait malgré tout spontanément au bout de quelques jours). Comme les gaz encore l'émanation s'échappe par l'ébullition des liquides où elle s'est dissoute et se condense par refroidissement dans l'air liquide.

On conçoit toute l'importance d'une telle découverte, appliquée aux eaux minérales, puisqu'elle permettait d'entrevoir la possibilité de caractériser dans certaines d'entre elles et en particulier dans leurs gaz l'émanation active du radium.

C'est dans la profondeur du sol au contact des roches primitives, où l'analyse montre la présence des sels du radium, que l'eau minérale doit se charger d'émanations. Celles-ci seront d'autant plus fortes que la roche sera plus riche en sels radio-actifs, que la température et la pression seront plus considérables, que la durée d'imprégnation sera plus longue et le trajet parcouru plus court entre le point où l'eau se charge et celui où elle émerge à la surface.

Recherche de la radio-activité

C'est à MM. Curie et Laborde que nous sommes redevables des premières notions sur la radio-activité des eaux minérales. C'est en effet, en 1904, que ces auteurs annonçaient à l'Académie des Sciences (1) qu'ils avaient caractérisé l'émanation du radium dans les gaz issus de certaines sources thermales. Peu après Moureu (2) remarquait que toutes ces sources radio-actives se caractérisaient par la présence d'un gaz rare, l'hélium. Comme il est démontré par les expériences de Ramsay et Soddy et de Debierne que les émanations du radium et de l'actinium en se détruisant produisent de l'hélium, il devenait logique de rechercher la radio-activité de l'eau par l'étude de ses gaz. C'est ce que fit le Pr Moureu. Il a donc examiné par la méthode

(1) LABORDE ET CURIE, Sur la radio-activité des gaz qui se dégagent de certaines sources thermales. (*Ac. des Sc.*, 9 mai 1904.)

(2) Ch. MOUREU, Les sources thermales radio-actives. (*Ac. des Sc.*, 21 nov. 1904.)

spectroscopique, dans un grand nombre de sources thermales, les gaz qui s'échappent spontanément au griffon (1), et il a pu déceler l'hélium dans plus de 40 sources dont nous indiquons ici les principales par ordre de radio-activité décroissante.

Eaux radio-actives.

Badgastein, Plombières, Bains-les-Bains, Aix-les-Bains, Dax, Ax, Bagnères-de-Bigorre, Bourbon-Lancy, Maizières, Luxeuil, Néris, Bagnoles-de-l'Orne, Salins-Moutiers, Cauterets, Eaux-Chaudes, Eaux-Bonnes, Mont-Dore, Royat, Vichy, Lamalou, Châtel-Guyon, etc.

Méthode de l'électroscope.

Cette méthode indirecte employée par Moureu est délicate et compliquée; elle peut être remplacée par la suivante, basée sur cette propriété des émanations du radium de rendre l'air conducteur de l'électricité et apte par conséquent à décharger un électroscope. M. J. Danne, préparateur de physique à la Faculté des Sciences, qui s'est occupé tout spécialement de la question, a bien voulu nous communiquer les renseignements qui suivent :

L'appareil dont il se sert et qu'il a imaginé est constitué par un réservoir cylindrique, étanche, de 10 litres de capacité. A l'intérieur une tige en ambroïde supporte un petit électroscope à feuille d'or. Deux fenêtres

(1) Ch. MOUREU, La radio-activité et les gaz rares des sources thermales. (*Gazette des Eaux*, 25 avril et 17 octobre 1907.)

ménagées dans la paroi du récipient permettent de suivre les déplacements de la feuille d'or mobile au moyen d'un microscope à micromètre. Un robinet placé sur le côté du cylindre permet de faire le vide dans le réservoir et d'y introduire le gaz à analyser. La charge de l'électroscope s'effectue de l'extérieur. Pour la détermination de la radio-activité des substances solides, Danne utilise un appareil semblable mais divisé en deux parties ; un double fond en forme la partie inférieure dans laquelle on étale la substance à analyser ; il vient se fixer par une monture à baïonnette sous le récipient muni de l'électroscope. Ce dernier diffère du précédent par l'adjonction d'un écran situé à sa partie inférieure et destiné à intercepter le rayonnement avant qu'on soit prêt à faire la mesure. L'un ou l'autre de ces appareils est utilisé suivant que l'on doit étudier l'eau et les gaz, ou les boues, les résidus et les terrains des stations thermales.

Pour opérer sur l'eau, on prélève 10 litres à la source, l'émanation du radium en est chassée par une heure d'ébullition pendant laquelle un courant d'air intermittent, et prolongé quelques instants après la fin de l'ébullition, chasse les gaz dans une cloche graduée à travers un serpentin incliné qui condense la vapeur d'eau et la restitue au ballon où se fait l'ébullition. Le volume des gaz obtenus étant noté, ceux-ci sont alors aspirés dans le récipient qui contient l'électroscope chargé, dans lequel le vide a été fait au préalable. Avant d'y pénétrer, les gaz se dessèchent sur de l'acide sulfurique et de l'anhydride phosphorique et se filtrent sur du coton. Il ne reste plus qu'à observer avec le microscope à micromètre la rapidité de décharge de l'électroscope. La valeur de la radio-activité de l'eau s'obtient par comparaison avec la vitesse de décharge produite par un volume connu d'air atmosphérique sensibilisé par l'émanation d'un poids déterminé de bromure de radium servant d'étalon.

Pour opérer sur les gaz des griffons, Danne se sert d'un entonnoir de 10 litres de capacité, fermé par un bouchon de caoutchouc, qu'il introduit plein d'eau et renversé sur la vasque : le gaz s'y accumule. Lorsque le réservoir est plein, le gaz est transvasé dans une cloche graduée, puis introduit dans l'électroscope et analysé comme précédemment. Quant aux boues, aux résidus, aux terrains et aux minéraux, c'est dans le second appareil que nous avons décrit qu'ils sont introduits après dessiccation préalable à 100 degrés, à moins que leur activité soit trop faible pour permettre d'effectuer une détermination précise. Dans ce cas on les porte à l'ébullition, après pesée, dans un certain volume d'eau préalablement débarrassée de toute trace d'émanation.

Recherche de la radio-activité.

La recherche de la radio-activité inhérente à une eau minérale, comporte, d'après Danne, plusieurs points à envisager (1). Les recherches doivent être faites dans les gaz de l'atmosphère, dans l'eau minérale, dans les gaz des griffons, dans les boues et les dépôts, dans les roches et les terrains. Chacun de ces éléments peut posséder ou une radio-activité fixe si la substance étudiée contient des corps radio-actifs, mais c'est l'exception, ou une radio-activité temporaire si la substance ne contient que l'émanation de ces corps. Elle n'est que temporaire, parce que si l'on place, comme nous l'avons vu plus haut, dans un récipient, même bien clos, l'émanation d'un sel de radium, l'intensité de ses propriétés diminue spontanément de moitié tous les quatre jours environ.

Toutes ces déterminations devront donc autant que possible être faites sur place plutôt qu'au laboratoire, où les mesures seraient effectuées sur des échantillons prélevés depuis plusieurs jours et qui, par conséquent, auraient pu perdre une partie de leur radio-activité.

L'importance de cette propriété des eaux thermales ne saurait échapper à personne. Elle découle de l'action physiologique du radium et de l'impossibilité de conserver à une eau embouteillée l'émanation qu'elle contenait et qui faisait sa force. Elle apporte aussi une explication rationnelle à quelques énigmes de thérapeutique thermale; on comprend maintenant l'action manifeste de ces eaux où la chimie n'avait trouvé jus-

(1) J. Danne, Note sur la radio-activité des stations thermales, *Congrès de Physiothérapie.* (Rome 1907.)

qu'ici que quelques centigrammes d'une minéralisation banale : Plombières, Luxeuil, Néris, Bagnoles-de-l'Orne, etc., et cependant nombre d'autres sources oligo-métalliques ont une action indiscutable sans radio-activité ; qu'en faut-il conclure, sinon qu'il y a en elles autre chose que ce qu'on y a déjà vu ? Nous allons peut-être en trouver l'explication dans le chapitre suivant où nous résumons les connaissances acquises aujourd'hui sur l'ionisation des eaux et leur richesse plus ou moins grande en substances colloïdales.

IONISATION DES EAUX THERMALES

On appelle ionisation d'une solution, la dissociation de ses éléments dissous en éléments nouveaux infiniment petits, plus petits même que la molécule du corps dissous qui leur a donné naissance. Cet état particulier de la matière, la place dans des conditions toutes particulières au point de vue par exemple de l'absorption, et celle-ci sera d'autant plus facile, d'autant plus rapide, que la solution contiendra le ou les corps dissous dans un état d'ionisation plus ou moins complet, dans un état de division plus ou moins infini. Toutes les solutions en effet ne sont pas forcément ionisées et deux méthodes permettent de s'en rendre compte : la cryoscopie dont nous avons déjà parlé, et la conductivité électrique.

On conçoit toute l'importance de ce caractère des solutions quand on l'applique à l'étude des eaux minérales car, de l'état d'ionisation plus ou moins complet, on pourra conclure à l'action thérapeutique plus absolue; un médicament n'a-t-il pas d'autant plus d'action qu'il est plus absorbable? Or, peut-on imaginer une substance plus facile à absorber et par conséquent plus active que celle dont les molécules dissoutes sont elles-mêmes fractionnées pour ainsi dire à l'infini? C'est ce qui se passe dans la majeure partie des eaux minérales (1). Mais celles-ci peuvent encore contenir des substances non absorbables parce qu'elles ne sont pas solubles; peut-on, comprendre qu'elles aient aussi une action thérapeutique? La clé de cette énigme va nous être donnée par l'étude des colloïdes.

PRÉSENCE DE COLLOÏDES DANS LES EAUX MINÉRALES

On appelle colloïdes ou mélanges colloïdaux, des pseudo-solutions à pression osmotique presque nulle et opposant une grande résistance au passage du courant électrique. Ils semblent constitués par un liquide tenant en suspension des particules plus grandes que les molécules d'un sel dissous non ionisé, mais infiniment plus petites que les particules formées par les corps pulvérisés le plus finement. Quelle est leur importance au point de vue biologique? Les quelques lignes qui suivent vont nous l'indiquer: « Il suffit en effet d'examiner une

(1) Mauban, *Thérapeutique thermale*, in *Science au XXe siècle*, 15 avril 1908.

à une toutes les grandes fonctions de l'organisme, pour remarquer qu'on se trouve presque toujours en présence de réaction entre colloïdes.... Les ferments solubles, les diastases, les enzymes et tous les ferments qui permettent l'élaboration des matières nutritives sont des colloïdes ; les membranes cellulaires de leur côté ne sont que des complexes colloïdes... doués d'une espèce de sens permettant à la cellule de se laisser pénétrer par certains produits et d'être impénétrable pour d'autres. Donc l'étude de la sécrétion et de la résorption est entièrement liée à celle de la perméabilité des membranes à l'égard des solutions (électrolytes) ou des pseudo-solutions (colloïdes). » (1) Or les colloïdes permettent de présenter à l'organisme des corps absolument insolubles sous une forme facilement absorbable parce qu'ils sont dans un état de division moléculaire presque voisin de la solution.

On a donc été amené à rechercher si l'action inexpliquée de certaines eaux minérales n'était pas due à la présence de substances colloïdales. Iscovesco a fait cette recherche dans une eau minérale de table, dans une eau arsenicale et dans une eau sulfureuse, après avoir traité de la même manière à titre de témoins, une eau impure, l'eau de Seine, et une eau de boisson, l'eau de Paris. Il en conclut : qu'une eau minérale de table très pure ne contient pas de colloïdes, que certaines

(1) Iscovesco, *Des Colloïdes (Presse Médicale,* 10 février ; 3 mars ; 4 août 1906.)

eaux sulfureuses contiennent des colloïdes électro-négatifs, et certaines eaux arsenicales de l'arsenic colloïdal. Enfin, tout dernièrement, Foucaud et Chamagne faisaient les mêmes constatations en étudiant l'eau de Châtel-Guyon.

CARACTÈRES CLIMATÉRIQUES

Les eaux thermales tirent encore des caractères distinctifs de leur altitude, du climat des régions où elles se trouvent, et de la saison de l'année où il est le plus favorable d'y faire une cure.

Altitude.

L'altitude d'une station thermale peut avoir une influence considérable sur les résultats thérapeutiques recherchés. Nous ne pouvons ici nous étendre sur les effets physiologiques des cures d'altitude, cependant il est facile de se rendre compte qu'une cure faite dans un pays de plaine n'aura pas les mêmes effets que celle qui sera suivie dans un pays de montagne, même si la thermalité et la minéralisation des deux stations se ressemblent. Plus l'altitude sera élevée, plus les caractères d'excitation et de tonicité seront marqués, tandis que dans la plaine, à climat mou et chaud en général, les effets de sédation y seront à l'opposé. Nous donnons ici à titre de simple indication, l'altitude des principales stations minérales rangées par ordre alphabétique :

Aix-les-Bains, 260; Aix-la-Chapelle, 172; Allevard, 475; Amélie, 270; Ax, 716; Bagnères-de-Bigorre, 580;

Bagnoles-de-l'Orne, 176; Bains, 300; Balaruc, o; Barèges, 1232; Biarritz, o; Bourbon-Lancy, 240; Bourbon-l'Archambault, 260; Bourbonne-les-Bains, 280; La Bourboule, 846; Brides, 640; Capvern, 480; Carlsbad, 385; Cauterets, 980; Châtel-Guyon, 380; Contrexéville, 342; Dax, 40; Eaux-Bonnes, 750; Eaux-Chaudes, 675; Ems, 95; Enghien, 44; Les-Escaldas, 1350; Evian, 370; Forges, 120; Kissingen, 200; Kreuznach, 110; Lamalou, 185; Loueche, 1415; Luchon, 630; Luxeuil, 310; Marienbad, 644; Mont-Dore, 1050; Neris, 354; Niederbronn, 192; Plombières, 430; Ragatz, 551; Royat, 450; Saint-Gervais, 630; Saint-Honoré, 270; Saint-Nectaire, 700; Salies-de-Béarn, 40; Salins, 360; Salins-Moutiers, 496; Uriage, 414; Vals, 250; Vichy, 260; Vittel, 336; Wiesbaden, 105.

Climat.

A côté de l'altitude, laissons une place au climat. Climat de plaine, climat de montagne, climat marin sont tous dissemblables et agissent de façon opposée. Reste encore la question d'exposition et de voisinage de bois ou de forêts, de collines ou de sommets, de plaines ou de lacs; certaines stations, très abritées des vents, se trouvent situées à flanc de coteau, ou au fond d'une vallée, ou encore dans une dépression en entonnoir abritée de tous côtés, ce qui fait qu'on ne pourra déduire de l'altitude de la station, le climat probable. Cependant, en règle générale, on peut dire que les stations du Sud de la France jouissent d'un climat plus doux que les stations du Centre et du Nord, et que les stations de montagne ont une température moins clémente que les stations de plaine, ceci sauf exceptions, et elles sont nombreuses.

Saison thermale.

Le climat influe naturellement sur ce qu'on est convenu d'appeler la « saison thermale » : celle-ci coïncide le plus souvent avec les mois les plus cléments de l'année. Elle est très courte et ne dure guère plus de deux mois dans les pays de montagne (au Mont-Dore, par exemple) où l'on doit, à cause de la température très basse la nuit, profiter des mois les plus chauds de l'été ; elle est plus longue quand la station est bien abritée des vents régnants, et bien ensoleillée pendant le jour ; elle commence avec le printemps et se termine à l'automne dans les pays de plaine ; enfin elle dure toute l'année dans certaines stations privilégiées par leur climat et leur température toujours clémente, ou dans lesquelles une installation d'hivernage bien comprise, permet la cure pendant la mauvaise saison. Par contre, dans certaines localités du Centre ou du Midi de la France où la chaleur de l'été est excessive, la cure doit être souvent interrompue en juillet et août pour ne reprendre qu'en septembre.

Durée de la cure.

La durée moyenne du séjour d'un malade aux eaux est bien difficile à déterminer. Elle peut varier de 10 jours à un mois ou même davantage. Il n'y a pas de règle absolue qui puisse la déterminer exactement. Tout dépend de plusieurs facteurs qu'il faut nécessairement envisager isolément. Il faut considérer d'abord la maladie contre laquelle on veut agir : certaines affections peuvent être modifiées rapidement par un séjour relativement restreint aux eaux ; certaines autres nécessitent une cure et des soins prolongés. Il faut considérer ensuite l'état du malade à traiter et son acclimatement à un genre de vie et d'hygiène nouveau pour lui ; il faut à certains malades quelques jours seulement pour s'habituer à la cure, d'autres ne sont acclimatés qu'au bout d'un temps beaucoup plus long ; il faudra donc pour obtenir un résultat semblable, prolonger un peu la cure de ces derniers. Enfin, il faut tenir compte de l'accoutumance dont les effets se font sentir aussi bien pour les eaux de nos stations que pour les médicaments : souvent au bout d'une quinzaine de jours, on a obtenu du traitement hydrominéral tout l'effet qu'on peut en attendre et cependant le malade n'est que médiocrement soulagé ; prolonger la cure serait inutile, peut-être même nuisible, car on pourrait risquer en insistant d'annihiler les résultats déjà obtenus péniblement. On est donc contraint d'interrompre pour recommencer après un repos complet d'une ou deux semaines, ou même de cesser définitivement.

Combien de temps doit durer une cure ? Autrefois on restait un mois aux eaux ; il y a quelques années,

le séjour dans la station était encore de quatre semaines, mais peu à peu ce laps de temps s'est raccourci,
et aujourd'hui les malades restent environ 3 semaines
dans la station ; bien peu consentent, même après
conseil de leur médecin, à prolonger de 24 ou de
48 heures les 21 jours traditionnels qu'ils ont par
avance accordés parcimonieusement au budget de
leur santé.

CHAPITRE II

ÉLÉMENTS DES CURES THERMALES

Dans toute station on emploie l'eau soit uniquement en boisson (usage interne), soit uniquement en bains ou douches (usage externe); mais dans la plupart des villes d'eaux, ces deux traitements sont associés et se complètent l'un l'autre. Cependant on peut dire, en règle générale, que la boisson de l'eau est prépondérante dans nombre de stations thermales et que l'hydrothérapie n'y est qu'un adjuvant nécessaire. Quelles sont les eaux qu'on boit? Comment faut-il les boire? C'est ce que nous allons résumer dans ce premier paragraphe.

MÉDICATION INTERNE, CURE DE BOISSON

Parmi les eaux prises en boisson, nous distinguerons d'abord celles-ci d'après leur température.

Eau froide.

Les eaux froides ou fraîches sont bues volontiers et sans dégoût; comme elles sont généralement peu minéralisées, elles agissent bien plus par leur température et par la quantité qu'on en ingère, que par les principes minéraux qu'elles contiennent. L'eau froide, en effet, prise à jeun excite la motricité de l'estomac et provoque ses contractions ; sous son action l'organe se vide dans l'intestin assez rapidement, entraînant avec l'eau ingérée les déchets de toutes sortes qu'il pouvait encore contenir. L'eau froide est donc digérée d'autant plus rapidement, que la vacuité de l'estomac est plus complète ; elle ne tarde pas à être éliminée par les reins provoquant, par une augmentation de la quantité des urines rendues, un véritable lavage du sang.

Eau chaude.

L'eau très chaude au-dessus de 40° agit à peu près de la même manière. On connaît l'action favorable sur la digestion d'une tasse de boisson très chaude (café, thé, infusion quelconque) prise après un repas. Comme l'eau froide prise à jeun, l'eau chaude bue après un repas, ou avant celui-ci, agit sur la musculature de l'estomac et de l'intestin qu'il excite et en provoque l'évacuation plus rapide. Cependant, les eaux thermales chaudes, en général plus chargées de principes minéraux et de plus difficiles à boire, devront être prescrites à doses modérées. Comme certaines sources hyperthermales ne peuvent être bues directement à cause de leur température excessive, il faut les laisser refroidir dans le verre avant de les boire, ou encore les couper d'eau minérale préalablement refroidie ; elles perdent malheureusement par ce refroidissement une partie de leurs caractères chimiques.

Eau tempérée.

Entre ces deux extrêmes : eau froide, eau chaude, réservons une place aux eaux tempérées ; sans action sur la musculature de l'estomac, elles sont absorbées sans réaction notable de cet organe et si, d'un côté, elles paraissent, à cause de leur tiédeur, nauséeuses et désagréables au goût, elles sont, de l'autre, sans action sur les éléments nerveux et particulièrement bien tolérées par certains estomacs douloureux.

Des règles semblables régiront l'absorption des eaux d'après leur minéralisation : les eaux peu riches en sels dissous pourront être bues en assez grande quantité ; et les eaux très chargées de sels, ou riches en substances d'une action thérapeutique énergique, comme certaines eaux sulfureuses ou arsenicales, devront être distribuées plus parcimonieusement.

Comment doit-on boire les eaux ? quelles sont les doses à absorber ? à quel moment faut-il boire ? nous allons essayer de donner quelques règles sommaires sur ce sujet.

Doses.

Les doses à absorber varient suivant la source, suivant la maladie, suivant le malade. Il est donc impossible dans une vue d'ensemble, de donner une indication même approximative, qui puisse s'appliquer à tous les cas ; cependant il faut reconnaître qu'on

boit beaucoup moins qu'autrefois. Il y a une cinquan-
taine d'années, la cure de certaines stations ne durait
pas moins d'un mois pendant lequel chaque malade
absorbait par jour entre 12 et 24 verres d'eau de 200
à 250 grammes et même davantage. On considérait
encore que les eaux thermales agissaient surtout par
lavage et que celui-ci devait être d'autant plus efficace
que la quantité d'eau absorbée était plus considérable ;
puis une réaction s'était produite et dans certaines stations on en arriva à donner l'eau à des doses homéo-
pathiques. A l'heure actuelle on boit davantage, mais
on reste dans des proportions plus en rapport avec
les données physiologiques admises aujourd'hui. La
mesure employée autrefois était le verre, ou ses divi-
sions : 1/2 verre, 1/3 de verre, 1/4 de verre, etc ; mais la
capacité de ceux-ci variait suivant les localités, suivant
les sources, et pouvait de ce fait donner lieu à des
erreurs. Aujourd'hui on s'attache de plus en plus à
prescrire l'eau par centimètres cubes dans des verres
gradués ; la capacité du récipient importe donc peu
puisque la dose prescrite est évaluée en centimètres
cubes ou grammes.

Quand faut-il boire l'eau ? Quels sont les moments
les plus favorables à son absorption ? Le plus souvent
on boit le matin à jeun, ou encore avant les repas.
L'eau prise ainsi ne trouble pas les digestions, ne dilate
pas l'estomac et est absorbée, digérée et rendue aussi
rapidement que possible ; de plus elle balaye le tube

digestif avant les répas et prépare l'estomac à l'émission d'un suc gastrique plus pur et par conséquent plus efficace. Il ressort des expériences de M. Labbé (*Presse médicale*, 26 juillet 1905) que les boissons prises à jeun s'éliminent très rapidement par les urines, tandis que les boissons prises aux repas ne s'éliminent que tardivement ; donc pour faire éliminer rapidement, il faut faire boire à jeun.

Doses fractionnées.

Quand la quantité d'eau de boisson prescrite ne dépassera pas 500 à 600 grammes, ou centimètres cubes, on pourra la fractionner en plusieurs doses prises avant le premier déjeuner et avant les principaux repas. Pour des doses supérieures à 600 grammes, il sera bon de supprimer le premier déjeuner et de prendre dans la matinée, à jeun, la majeure partie de l'eau pour n'en réserver qu'une partie minime à prendre avant le repas du soir. Donc, en général, l'eau sera presque toujours bue avant les repas ; cependant dans certains cas particuliers (maladies de l'estomac), l'eau pourra être prise quelques intants après ou même pendant : son action sera alors toute différente et quelquefois à l'opposé de l'action de l'eau prise avant ceux-ci.

Il va de soi que si les prises d'eau sont fractionnées, on laissera un certain intervalle entre chaque verre ; de même, il faudra laisser à l'estomac le temps nécessaire pour se vider du dernier verre absorbé, avant de commencer un repas, car s'il est important que l'estomac soit débarrassé des déchets de sécrétion qu'il peut contenir, il est plus important encore qu'il soit à l'état de vacuité complète avant de recevoir des aliments, afin que ceux-ci ne se trouvent pas en contact avec un suc gastrique par trop dilué ou modifié.

Au début d'une cure, les doses d'eau seront faibles, pour laisser aux organes le temps nécessaire à l'acclimatement. Progressivement, la quantité d'eau de boisson sera augmentée, de façon à atteindre un maximum qui sera maintenu jusque vers les derniers jours de la cure. On termine en effet généralement par des doses décroissantes.

Indication ou contre-indication.

Comme toutes les thérapeutiques, la boisson de l'eau minérale peut être indiquée ou contre-indiquée; elle peut en un mot être utile ou nuisible; c'est le médecin traitant qui seul doit en être le juge; lui seul a qualité pour appliquer au traitement d'une maladie les doses nécessaires et suffisantes d'une eau dont il connaît les effets ; lui seul pourra conseiller suivant les cas les doses croissantes ou décroissantes et, en un mot, toutes les modifications nécessaires à la direction d'un traitement thermal.

MÉDICATION EXTERNE. HYDROTHÉRAPIE

Le traitement externe de la cure thermale peut varier pour ainsi dire à l'infini; il est représenté en effet par toutes les pratiques balnéaires telles que bains, douches, étuves, pulvérisations, humages, etc., mais le bain est de toutes ces applications celle qui est prescrite le plus souvent, car dans certaines stations il constitue à lui seul toute la thérapeutique thermale; la boisson d'eau n'existant qu'à titre d'adjuvant non indispensable. Nous n'entendons parler ici, bien entendu, que du bain d'eau minérale qui peut se prescrire pur, ou coupé en proportions déterminées avec de l'eau ordinaire. Nous traiterons un peu plus loin des bains spéciaux tels que les bains de boues, d'acide carbonique, d'eaux mères, etc.

Bains.

Le bain thermo-minéral présente au point de vue physiologique deux effets à considérer : c'est, d'abord, l'action du bain lui-même, de sa température et de sa durée, mais c'est ensuite l'action de ses sels minéraux et de ses gaz dissous. Suivant sa température, en effet, le bain peut produire des résultats très dissemblables.

Bain chaud.

Dans un bain chaud par exemple, la température du corps tendant à augmenter, l'organisme réagit pour l'abaisser de la façon qui lui est habituelle, et le sang est poussé activement vers les deux surfaces où il se refroidit ordinairement : la peau et le poumon; or, au niveau de la peau, la réfrigération est entravée par son contact avec l'eau chaude, et la sudation qui s'exagère n'a par conséquent aucun effet; le refroidissement de la masse du sang doit donc se faire uniquement par le

poumon. Le bain chaud active la circulation au niveau
du tégument cutané et du poumon ; il a de plus une action révulsive générale ; enfin il élève la température,
mais toutefois jusqu'à une certaine limite qui ne peut
être dépassée.

Bain froid.

Le bain froid agit tout autrement ; en effet, la première sensation qu'on éprouve en se plongeant dans
l'eau froide est une sensation pénible de frisson violent,
et, de la même manière que pour le bain chaud, l'organisme réagit ; mais comme le but à atteindre est l'inverse du précédent, les phénomènes inverses seront
notés. Sous l'influence du refroidissement de la peau
et du fait de la diminution considérable du volume de
ses vaisseaux superficiels, la circulation sanguine au
niveau du tégument cutané se ralentit, toute la masse
du sang reste cantonnée au niveau des organes internes
et des viscères, qui de ce fait se congestionnent passive-
ment ; la peau reste livide, témoignant par sa couleur,
que la circulation à son niveau est aussi réduite
que possible. Et d'ailleurs la température du corps
ne baisse pas, elle ne baissera qu'au moment de la
réaction, c'est-à-dire au moment où la sensation pénible
de l'eau froide ayant cessé, les vaisseaux sanguins de la
peau auront repris leur volume normal ou même un volume supérieur. A ce moment, le sang venant à passer
d'une façon intense dans la peau qui vient de se refroidir, perd une partie de sa chaleur et la température du

corps baisse en conséquence. —Donc le bain froid produit d'abord une diminution de la circulation sanguine au niveau du tégument externe et une congestion passive des organes internes, suivie, au moment de la réaction, d'un abaissement de température par dilatation des vaisseaux sanguins de la peau.

Si le bain froid ne provoque pas la sensation pénible de frisson, si la sensation qu'on y éprouve est agréable, en un mot si le bain est seulement frais, tout différents seront ses effets. La circulation au niveau de la peau n'étant plus entravée, le sang continuera à y circuler librement; il se refroidira donc d'autant plus que l'immersion sera plus prolongée. Il n'y a pas dans ce cas de modification très sensible dans la circulation sanguine; on n'observe pas de congestion des viscères, mais il n'y a, par contre, aucune action révulsive, puisqu'il n'existe pas de réaction.

Bain tempéré.

Le bain chaud et le bain froid sont deux extrêmes : le bain tempéré qui est un intermédiaire mérite de retenir notre attention. On appelle bain tempéré celui dont la température est réglée de telle façon qu'elle ne provoque ni sensation de chaud ni sensation de froid. Donné de cette façon, le bain tempéré pourra être pris un peu long (grand bain prolongé) car, sans influence sur la circulation, il n'amènera ni congestion ni anémie des organes internes. Il n'agit sur la température du corps que d'une façon insignifiante; son action sur la peau est toute locale, mais il a des effets sédatifs très marqués.

Minéralisation du bain.

Le bain tire donc une partie de ses effets physiologiques de sa température. Quelle est la part qui revient à sa minéralisation ? Est-ce une action de simple contact avec la peau, ou peut-on admettre qu'il y ait absorption ? La réponse est délicate à préciser, car la physiologie et l'expérience clinique semblent ici se contredire. Nous savons, en effet, que la peau, organe de recouvrement et de défense, se montre dans l'immense majorité des cas impénétrable aux liquides, et qu'elle n'est perméable aux médicaments qu'à titre exceptionnel; de plus, comme la quantité de substance médicamenteuse contenue dans un bain hydro-minéral n'est pas considérable, on ne conçoit l'action de cette substance, si elle se produit, que par l'absorption parallèle d'une notable quantité d'eau, ce qui est contraire aux données de la physiologie; et cependant, l'expérience clinique nous apporte chaque jour des faits indiscutables de guérison par les bains hydro-minéraux. Faut-il voir, dans l'effet d'un bain, l'action complexe de sa température, de sa durée et de ses sels médicamenteux sur la peau sans qu'il y ait absorption ? (action révulsive légère, mais prolongée et répétée); faut-il chercher l'effet du bain minéral dans l'état électro-dynamique où se trouvent les sels dissous, ou ne leur accorder une action thérapeutique que lorsque les eaux ont un certain degré de radio activité? Il nous semble bien difficile, dans l'état actuel de nos connaissances en thérapeutique thermale, de prendre parti pour l'une quelconque de ces hypothèses; nous avons tenu cependant à les signaler.

Quoi qu'il en soit, l'efficacité incontestable des bains est prouvée par les nombreuses améliorations ou guérisons qui ne sont imputables qu'à eux seuls. Il est inutile de rappeler ici l'influence manifeste du bon fonctionnement de la peau sur l'état des organes sous-jacents et l'on peut sans peine s'expliquer comment les bains répétés pendant 20 ou 30 jours consécutifs peuvent assurer, par la modification de l'état du tégument cutané, un changement notable dans la circulation, dans l'innervation et le fonctionnement général des organes internes. Que cet effet soit produit par l'eau elle-même ou par sa température, par l'absorption au niveau de la peau ou en partie par les voies respiratoires, par l'action des sels ou des gaz dissous, ou par l'effet de la radio-activité de l'eau, il n'en reste pas moins vrai que le bain minéral, et en général toutes les pratiques hydrothérapiques, ont une influence énorme sur l'activité de la cure.

Durée.

Quelle doit être la durée d'un bain? D'après les lignes qui précèdent, les conclusions suivantes semblent s'imposer :

Un bain chaud ou très chaud sera très court, 5 à

10 minutes au maximum; il en sera de même pour un bain un peu frais; seul le bain tempéré, le plus fréquemment prescrit d'ailleurs en thérapeutique thermale, pourra être prolongé : 20 minutes, une demi-heure, une heure même et quelquefois davantage d'après les circonstances. Suivant le traitement institué, suivant la maladie, suivant la façon de réagir du malade, les bains seront prescrits tous les deux jours ou tous les jours ou même encore deux fois par jour, et l'heure la plus favorable sera le matin à jeun avant déjeuner ou dans la soirée avant dîner.

Bains de piscines.

Dans les établissements thermaux les bains sont donnés dans des baignoires ou dans des piscines individuelles creusées dans le sol d'une cabine; quelquefois cependant les baigneurs peuvent disposer de grandes piscines assez larges et assez profondes pour pouvoir y évoluer et même nager.

La quantité d'eau nécessaire pour un bain de baignoire est d'environ 300 à 400 litres, il faut plus d'un mètre cube pour une piscine individuelle, mais la quantité d'eau nécessaire est encore bien plus grande quand il s'agit d'un bain à eau courante.

Bains à eau courante.

Dans celui-ci, l'eau est incessamment renouvelée; il en est de même dans le bain avec douche sous-marine, celle-ci pouvant être donnée sous forme de jet ou en nappe ou encore avec la pomme. Dans le bain à eau courante, comme dans le bain avec douche sous-marine, l'action de l'eau minérale se complète d'un massage continu produit par le mouvement de l'eau ou par le tourbillon de la douche, sans compter qu'il est possible, pour cette dernière, de faire varier dans de faibles proportions sa température et, par exemple, de faire arriver sur une partie du corps un tourbillon légèrement plus chaud que l'eau du bain.

Bains partiels.

Enfin les bains peuvent être partiels : bains de pieds ou pédiluves, bains de siège, permettant dans certains cas de prolonger l'action de l'eau ou de s'en servir comme un révulsif pour amener par une dérivation de la circulation, une décongestion des organes visés.

Douche générale.

Ce que nous avons dit sur l'effet physiologique de l'eau minérale prescrite en bains, s'applique de même à la douche ; mais celle-ci donnant lieu à des réactions plus violentes, et utilisant l'eau à des températures plus extrêmes, est prescrite avec des temps d'application beaucoup plus restreints. La douche peut varier ses effets pour ainsi dire à l'infini suivant sa minéralisation, sa température, sa pression, sa durée, suivant les parties du corps où on l'applique, enfin suivant ses combinaisons avec le bain, ou avec le massage.

Donnée avec l'eau thermale pure, ou mélangée d'eau ordinaire, la douche fait participer aux effets reconnus

à l'eau minérale et à ses gaz dissous; elle varie encore
son action, suivant qu'elle est donnée aux diverses
températures où on peut l'utiliser.

Douche chaude.

La douche très chaude, 45 à 48°, produit sur la
peau une véritable révulsion; elle ne peut être maintenue très longtemps à cause de la douleur qu'elle provoque, cependant si l'on a pris soin de commencer par
une température moyenne, il se produit une sorte de
diminution de sensibilité à la chaleur, et dans quelques
cas, on peut arriver progressivement jusqu'à des températures voisines de 48 à 50°. Sous l'influence de la
douche très chaude, la peau rougit activement, témoignant de l'intense circulation du sang qui se fait à son
niveau, et la sudation s'y montre exagérée.

Douche froide.

La douche froide produit sur la peau la même action que le bain froid, mais elle se complète par l'effet
de la pression de la douche et de la réaction artificielle que cette pression peut amener momentanément.
Toute différente en effet est la douche froide donnée
en pluie sans pression, ou donnée au jet. Bien que la
température soit la même, la première ne pourra être
supportée que pendant quelques instants, alors que la
seconde pourra avoir une durée double, car la sensation
de frisson sera bien plus considérable dans la première
que dans la seconde. Après la douche froide, la peau
d'abord livide ne tarde pas à se colorer : la réaction sera

d'ailleurs d'autant plus grande que la douche aura été plus froide et donnée avec une pression plus forte.

Douche tiède.

La douche tiède, comme le bain tempéré, n'a d'action qu'autant qu'elle est administrée au jet ; donnée sans pression, ou en pluie, elle fait comme une caresse sur la peau, et ses effets calmants ou sédatifs sont d'autant plus accusés qu'en raison de sa température même, elle peut être prolongée sans inconvénient.

Douches à températures variables.

En combinant ces diverses températures, on peut arriver à des effets beaucoup plus complexes. On peut par exemple commencer par une douche tiède ou modérément chaude, pour continuer par une révulsion locale ou générale avec une eau très chaude, puis terminer brusquement par la douche froide.

Douche écossaise.

On peut aussi alterner plusieurs fois les changements brusques de température (douche écossaise) ou faire agir sur des parties différentes du corps, des températures dissemblables.

Douche au jet.

La douche varie encore ses effets suivant la pression de l'eau et suivant la façon dont elle est donnée. La douche en jet brisé avec pression forte agit sur la peau comme une flagellation et produit une révulsion intense, même sans que sa température soit élevée ; la pression vient-elle à diminuer légèrement pour être supportable et le jet est-il dirigé sur la peau sans être brisé, l'action produite est alors celle d'un massage énergique ou d'une succession de coups de poings. Enfin le jet peut être encore éparpillé en éventail ou dispersé en nappe horizontale, ce qui divise l'eau en une infinité de gouttelettes qui viennent frapper la peau comme une multitude de pointes d'aiguilles.

Douche en pluie, en cercles.

La douche en pluie et la douche en cercles s'emploient le plus souvent sans grande pression ; données avec de l'eau tiède ou modérément chaude, elles sont supportées sans réaction notable, mais par contre elles n'ont pas l'action de la douche au jet ; d'ailleurs elles sont surtout employées dans un but de sédation, comme calmants.

Durée.

La durée d'une douche doit être précisée pour chaque cas particulier ; elle sera très courte (quelques secondes), pour une douche ou très chaude ou froide ; sa durée pourra être un peu plus longue pour une douche tempérée ou fraîche ; quant à la douche tiède elle pourra être donnée pendant plusieurs minutes sans inconvénient.

Douche et bain associés.

Le bain et la douche peuvent combiner leur effets et être prescrits suivant les cas, l'un après l'autre ou inversement ; leurs effets en seront naturellement modifiés sinon accrus, mais cette association exige la proximité de la salle de bain et de la salle de douche ou l'installation des appareils de douche dans des cabines de bain spéciales.

Douche-massage.

La douche peut aussi être associée au massage ; c'est une pratique hydrothérapique très agréable et très efficace que les baigneurs réclament de plus en plus, aussi les établissements thermaux où elle est en usage ont-ils été contraints d'augmenter le nombre de leurs cabines ainsi spécialisées. La douche-massage mérite une description spéciale, car elle est pratiquée de façons différentes suivant les localités, mais cependant selon deux modes principaux : genre Aix, et genre Vichy.

Dans la douche-massage d'Aix, la plus ancienne et la plus connue, le patient est assis sur un siège bas ou un banc de bois ; il est confié à deux masseurs vêtus en conséquence qui font arriver sur les diverses parties du corps l'eau chaude à 35 ou 40° sans pression (8 à 10^m), pendant qu'ils pratiquent le massage des membres, du cou et des épaules. Cette opération dure de 5 à 10 minutes, au bout desquelles le malade se couche s'il y a lieu à plat ventre sur une table inclinée, et la douche-massage est alors appliquée au dos, aux hanches, à l'abdomen. La quantité d'eau nécessaire pour cette douche est assez considérable : il faut compter entre 500 et 1.000 litres suivant la durée.

Dans la douche-massage de Vichy, au contraire, le patient n'est jamais assis, il est couché sur un lit assez

élevé formé d'une sangle tendue sur un cadre métallique, et l'eau est amenée sur tout le corps par une
canalisation percée d'une infinité de trous, qui s'étend
des pieds jusqu'au cou. La tête, maintenue par un
oreiller en caoutchouc, est protégée de l'aspersion
d'eau par un rideau vertical. Les deux masseurs ont
donc à cause de la situation horizontale du patient
toute facilité pour pratiquer le massage non seulement
des membres, mais de l'abdomen.

La douche en pluie qui asperge continuellement le
malade est réglée au début de chaque opération à une
température convenable; quant aux points du corps
qui nécessitent une révulsion ou un massage particulier, ils peuvent être douchés spécialement au jet sans
pression par un tuyau spécial qu'un des masseurs tient
sous son bras.

La douche-massage a en général une durée de 10 à
15 minutes : elle tire ses effets d'abord de l'action de l'eau
minérale, puis de la révulsion produite sur la peau par
la douche prolongée associée au massage. Si la température de l'eau n'est pas trop élevée, si le massage est
bien fait et non brutal, elle ne fatigue pas le malade et
le laisse dans un état de bien-être remarquable.

Douche locale.

Tout autres sont les effets de la douche-massage et
en général de la douche donnée localement sur un membre, sur une articulation par exemple. La douche dans
ce cas ne vise qu'un seul organe, son action est révul-

sive ou résolutive, elle permet des applications plus longues et plus répétées que la douche ou la douche-massage ordinaire. On emploie encore la douche locale pour agir sur les organes thoraciques ou abdominaux à travers la paroi : douche rénale, douche hépatique, douche pulmonaire, douche périnéale, etc.

Douches spéciales.

A côté de ces douches locales, laissons une place à part aux douches spéciales, telles que la douche rectale, la douche vaginale et la douche nasale, buccale, pharyngienne, etc., qui mériteraient plutôt le nom d'irrigation.

Douche rectale.

La douche anale, rectale ou intestinale est plus connue sous le nom de « douche ascendante »; elle tire son nom des appareils qu'on utilise pour la donner ; en effet, dans la douche ascendante, le malade est assis au dessus d'une cuvette semblable à celle d'un water-closet ordinaire, du centre de laquelle arrive une conduite d'eau dont le jet dirigé verticalement est commandé par un robinet placé à la portée du malade. La douche peut y être donnée de 3 façons différentes :

Dans la douche anale, le jet est projeté contre l'anus avec assez de pression pour que le sphincter puisse se laisser vaincre. Une faible quantité d'eau pénètre donc dans le rectum, mais en somme l'effet de la douche vise surtout la révulsion de la région de l'anus.

Dans la douche ascendante rectale, une canule est montée sur l'extrémité de la conduite d'eau et le malade

y est, pour ainsi dire, empalé ; l'eau arrive directement
dans le rectum qu'elle distend, et lorsque la quantité
introduite est jugée suffisante par le malade, elle est éva-
cuée. On fait ainsi 2 ou 3 lavages rectaux consécutifs.

C'est de la même manière, mais en augmentant
progressivement la quantité d'eau, qu'on pratiquait
autrefois la douche intestinale, mais ce procédé un peu
barbare, douloureux et dangereux, n'est plus employé
aujourd'hui. En effet, la douche ascendante ainsi donnée
n'a comme résultat que de congestionner assez vigou-
reusement le rectum et la région de l'anus ; elle provoque, il est vrai, quelques contractions douloureuses de
l'intestin, mais l'irrigation ne dépasse guère l'ampoule
du rectum, et si cette pratique est encore continuée aujourd'hui c'est presque uniquement dans un but de
dérivation ou de révulsion.

Lavage intestinal.

Le lavage intestinal, pour produire ses effets, doit se
faire tout autrement : le malade doit être couché dans la
position horizontale pour relâcher les muscles de la
paroi abdominale, alors que dans la douche ascendante
le malade est assis ; la canule doit être introduite le
plus loin possible, ce qui n'est pas commode avec la
disposition rappelée plus haut ; la pression de l'eau doit
être aussi faible que possible et la quantité introduite
exactement dosée, ce qui est matériellement impossible
avec le seul robinet que le patient possède à portée de
sa main ; on a donc aménagé dans les établissements

thermaux des cabines spéciales où la douche intestinale peut être donnée d'une façon rationnelle. Le malade est couché sur un lit bas, imperméable, percé d'un trou au niveau du siège, c'est par là qu'arrive l'eau sous faible pression ; la canule est remplacée par un long tube semi-rigide de caoutchouc souple qu'on peut faire pénétrer très facilement dans l'intestin jusqu'à 15, 20 centimètres ou davantage; la quantité d'eau du lavage est mesurée dans un récipient que le malade a devant les yeux; enfin la pression est obtenue en élevant plus ou moins le réservoir au-dessus du plan du lit (0^{m}40 environ). De cette façon l'eau arrive sans pression, la canule la porte très loin dans l'intestin et la quantité introduite, dont le malade peut se rendre compte, peut être bien plus considérable sans provoquer de souffrance ni de réaction, enfin l'irrigation peut sans douleur se faire dans presque toute la longueur du gros intestin.

La quantité d'eau nécessaire pourra varier d'un à trois ou quatre litres, fractionnés en plusieurs fois; la température suivant les cas sera tiède, chaude ou très chaude (plus de 45 degrés).

Douche vaginale.

La douche vaginale ne nécessite pas autant de précautions : elle peut être prise seule, mais le plus souvent elle est combinée soit au bain de siège soit au bain ordinaire; sa température oscillera entre 30 et 45 degrés, suivant l'effet recherché, mais la pression devra toujours en être modérée pour éviter l'inconvénient du choc brusque de l'eau contre l'utérus.

Signalons encore parmi les douches locales les douches nasales, pharyngiennes, oculaires, qui rendent de grands services dans quelques cas particuliers.

Etuve.

Les sources thermales peuvent encore servir à alimenter des étuves, des bains de vapeur, des bains de caisse, etc.

L'étuve est une chambre spéciale dans laquelle la température est maintenue au-dessus de 35 degrés ; c'est une étuve sèche quand l'air seulement est chauffé, c'est une étuve humide quand l'élévation de température est produite par l'amenée de vapeurs.

L'étuve humide est celle qui est le plus souvent utilisée dans les station thermales, parce que dans tous les cas on se sert des vapeurs émises directement par les sources, ou encore de celles émises par l'eau minérale chauffée. Voici comment en est comprise l'installation : dans une salle assez vaste se trouvent des gradins où prennent place les malades; plus les gradins sont élevés, plus forte est la chaleur; il est donc possible de graduer celle-ci suivant les malades et suivant l'effet recherché ; celui-ci est multiple : exagération de la sueur et perte d'eau rapide, modification de la pression sanguine, inhalation chaude de vapeurs pouvant agir sur les voies respiratoires; telles sont les actions sur lesquelles on doit compter après une séance de 10 à 15 minutes dans la salle d'étuve ou de bain de vapeur. Mais l'étuve est souvent pénible à supporter, surtout à cause de l'inhalation d'air chaud que certains malades ne peuvent tolérer.

Bain de caisse.

On peut éviter cet inconvénient en plaçant tout le corps sauf la tête dans une caisse où est amené l'air chaud ou la vapeur (bain de caisse) ; dans certains cas même, un membre seulement peut être soumis au traitement (bains de vapeur locaux). Quelquefois on fait circuler la vapeur avant de pénétrer dans la caisse, dans un récipient contenant des substances volatilisables (résines, essences, térébenthine), ce qui ajoute encore à l'action de la vapeur l'action de ces médicaments volatilisés.

Inhalations.

Les vapeurs émises par les sources thermales sont encore employées pour leur action sur les voies respiratoires à l'exclusion de leur effet sur la peau ; c'est ce qu'on appelle d'un terme général « inhalation », avec ses trois variantes : inhalation proprement dite, humage et pulvérisation.

L'inhalation se fait dans de grandes salles spéciales où sont amenés soit les gaz des sources froides ou tempérées, soit les vapeurs des sources chaudes, soit des vapeurs produites artificiellement. Ces dernières, qui élèvent beaucoup la température des salles, les transforment en véritables étuves humides. Aussi pour extraire le plus complètement possible les gaz des

eaux froides ou tempérées, sans les chauffer et par conséquent sans transformer la salle d'inhalation en étuve, on
fait arriver l'eau dans des vasques superposées où elle
se divise.

Humage.

Le humage consiste à faire arriver directement les
gaz, par une tuyauterie spéciale, devant la bouche et le
nez des malades ; la quantité absorbée est donc plus
considérable, aussi doit-elle être graduée ; un disposi-
tif spécial permet encore d'en modifier la température.

Pulvérisation.

La pulvérisation est pratiquée par des appareils de
deux sortes : dans les uns, l'eau à forte pression vient
se briser en jet capillaire contre une sphère métallique ;
dans les autres, c'est un jet de vapeur qui produit la
pulvérisation. Dans l'un et l'autre cas, le résultat obtenu est le même, l'eau est réduite en un brouillard
léger qui peut jusqu'à un certain point être absorbé
par les poumons.

Inhalation, humage, pulvérisation s'adressent tous
trois aux voies respiratoires ; ils sont employés surtout
dans les stations thermales où l'eau sulfurée laisse
échapper une grande quantité de gaz sulfhydrique.

Bains d'acide carbonique.

Parmi les gaz extraits des eaux minérales, il faut citer
l'acide carbonique dont l'emploi en thérapeutique thermale semble se généraliser. Son action était connue
autrefois et l'on avait déjà remarqué qu'il produisait, en

particulier sur la peau, pendant un contact un peu prolongé, de la rougeur avec une légère sensation de cuisson. Cette constatation avait été faite notamment chez les puisatiers employés aux galeries de captage des sources. Depuis, l'acide carbonique a été utilisé dans certains établissements en inhalations, en bains et en douches. Le gaz est recueilli au-dessus de la vasque de la source par une cloche en forme d'entonnoir, et de là conduit dans des réservoirs d'où il est distribué.

Mélangé à l'air et respiré, l'acide carbonique provoque d'abord une sensation de gêne et d'irritation qui peut provoquer quelques quintes de toux ; mais bientôt, à cette sensation pénible succède un état de calme et de bien-être produit par la décongestion des voies respiratoires et qui serait dû, d'après Willemin, à l'effet du gaz sur le système nerveux. Son action sur la peau est à peu près semblable : après une période d'excitation traduite par la sensation de chaleur, par des picotements, par l'augmentation de la sueur puis par l'accélération du pouls et du rhytme respiratoire, survient une période de calme où les phénomènes inverses sont observés. L'acide carbonique agit donc comme un révulsif d'une grande facilité d'application. Il est employé en inhalations avec succès chez certains asthmatiques nerveux et en bains dans certaines maladies de la peau, car il s'est toujours montré efficace contre les démangeaisons.

A cause de son poids (l'acide carbonique est

beaucoup plus lourd que l'air) il peut être donné en bains très facilement ; le malade, sans se dévêtir, prend place dans une baignoire ordinaire qui est remplie de ce gaz comme on la remplirait d'un liquide ; la baignoire est fermée par un couvercle qui ne laisse passer que le buste et les bras, on évite ainsi le mélange d'acide carbonique à l'atmosphère de la salle de bains.

Le bain peut aussi se prendre en commun dans des piscines où il s'accumule à cause de sa densité, mais cette pratique donne des résultats moins complets que la baignoire individuelle. On donne encore l'acide carbonique en bains partiels (bras, jambes), en douches vaginales, pharyngiennes, nasales, oculaires, auriculaires ; leurs effets sont les mêmes que ceux du bain.

Bains carbo-gazeux.

Au lieu de se servir de l'acide carbonique récolté au-dessus de l'émergence de la source, on peut encore dans certaines stations où l'eau thermale est très chargée de ce gaz, l'utiliser dans le bain même, au moment où il se sépare de l'eau (bain carbo-gazeux). De cette façon on associe à l'action déjà décrite du gaz carbonique l'action de l'eau minérale elle-même, et l'effet de la température du bain.

Le bain carbo-gazeux se prend dans une baignoire ordinaire : la température en est assez basse (32 ou 33 degrés), aussi la première sensation éprouvée est-elle une sensation de froid avec frisson, mais ce dernier disparaît bien vite, car l'action de l'acide carbonique sur la peau ne tarde pas à se faire sentir. Ce gaz en effet se dégage de l'eau au contact de la peau, qu'il recouvre d'une multitude de petites bulles; la peau se trouve ainsi en contact non plus avec l'eau, mais avec un manchon pour ainsi dire continu de bulles d'acide carbonique; aussi, au frisson initial succède bientôt une impression de chaleur agréable, qui permet de supporter très facilement la température en somme assez basse du bain.

Sous l'action de l'acide carbonique, la peau rougit, indiquant une circulation intense à son niveau et le sang se refroidit d'autant plus qu'il y circule plus librement; de ce fait, la température du corps s'abaisse rapidement. Mais l'action du bain carbo-gazeux est bien plus complexe encore, car à la circulation sanguine plus facile correspond la diminution de la pression artérielle et la régularisation des contractions du cœur; secondairement encore, le rythme respiratoire se modifie et la respiration devient plus ample et plus régulière. Aussi les bains carbo-gazeux sont-ils appliqués avec succès depuis une quinzaine d'années au traitement de certaines affections du cœur et des poumons chez les obèses, les emphysémateux, et pour certaines affections cardio-vasculaires d'origine nerveuse.

Eaux mères.

On appelle eaux mères le produit résultant de l'évaporation de certaines sources thermales. Elles sont représentées par un liquide plus ou moins coloré en brun, épais, poisseux, sans odeur très particulière, mais d'un goût âcre et fortement salé.

Elles contiennent, modifiés ou non par l'ébullition prolongée à laquelle elles ont été soumises, les sels qui composaient l'eau minérale, et en particulier des chlorures de sodium (sel marin), de magnésium ou de calcium, et des bromures de sodium, de magnésium ou de potassium. Leur richesse en sels est variable : les plus chargées sont celles de Briscous-Biarritz, 418 gr. par litre, puis, par ordre décroissant, Nauheim, Salies-de-Béarn, Miserey-Besançon, Salins-du-Jura, Kreuznach (Prusse), Bex (Suisse), et Ischl (Autriche).

Les eaux mères ne sont utilisées que pour l'usage externe dans la préparation des bains, ou en lotions. Elles servent dans les bains à augmenter la minéralisation de l'eau d'origine, ou d'une eau indifférente, ou encore d'une autre eau minérale peu chargée de sels. On en utilise suivant les circonstances de 1 à 10 litres par bain, rarement davantage. Leur action thérapeutique découle de l'action, sur la peau, des sels qu'elles contiennent.

Boues.

On appelle boues minérales, des terres diverses délayées par les eaux thermales ; celles-ci se sont en partie évaporées à leur contact en favorisant une végétation spéciale, dans quelques cas assez intense.

L'action des boues minérales était connue depuis des siècles et dans nombre de stations thermales on connaissait autrefois des fosses, des creux, des trous, des marais, où les malades venaient se plonger. Actuellement, les boues sont très recherchées et l'on attache une telle importance à leur possession, que les stations qui en possèdent entretiennent et cultivent, pour ainsi dire, leurs gisements, alors que dans d'autres localités on cherche à les imiter et à les produire artificiellement, quand on ne les fait pas venir par wagons entiers des stations où on les récolte.

Les boues ont d'après leur composition une origine différente : alors que certaines, les plus recherchées, sont formées de dépôts limoneux provenant des sources, ou encore de terres semblables à des alluvions contenant des débris organiques et des végétaux microscopiques, d'autres sont formées de terrains tourbeux ou marécageux rendus boueux par l'action d'une source minérale chaude située dans leur voisinage; d'autres encore sont simplement formées de limons ou d'alluvions amenés par un ruisseau ou une rivière dans l'orifice d'une source minérale creusée en cuvette. Mais quelle que soit leur origine, toutes ces boues ont comme caractère commun de contenir des sels minéraux concentrés par évaporation, et des matières organiques provenant de végétations spéciales qui y prennent naissance. En effet, les boues minérales ne sont pas seulement conservées avec soin, elles sont encore cultivées. C'est à la fin de l'été qu'on les recueille, on les entasse dans des fosses où elles se

mûrissent en contact avec l'air atmosphérique, expo-
sées au soleil et à la pluie pendant plusieurs mois. Pendant ce temps on les manipule, on les arrose d'eau minérale, on les retourne; enfin au printemps on les fait
passer sur un broyeur, puis sur un tamis et elles sont
alors utilisables pour les bains. Pour les chauffer on
les soumet à des jets de vapeur qui les portent à la température convenable et on les additionne d'une quantité suffisante d'eau minérale chaude, pour leur donner
la consistance boueuse.

Leur constitution chimique est infiniment variable
suivant leur origine et suivant les sources qui servent
à les parfaire, cependant elles sont toutes assez fortement minéralisées à cause de l'évaporation prolongée
à laquelle elles ont été soumises et du temps quelquefois très long qui a été nécessaire à leur formation.

Le mode d'emploi des boues varie avec les stations
minérales et suivant le rôle principal ou secondaire
qu'on leur fait jouer; tandis qu'on ne les emploie quelquefois qu'en applications locales, le plus souvent elle
sont administrées en bains individuels, et souvent
aussi en bains communs ou piscines. Autrefois, la même
cuve garnie de boue servait pour tous les baigneurs;
aujourd'hui la même boue sert pour le même malade
pendant toute la durée du traitement, sauf dans quelques établissements assez abondamment pourvus pour
faire changer les bains 2 ou 3 fois au cours de la cure,
ou même encore à chaque bain.

Leur action physiologique est difficile à préciser à cause de leur grande variété de composition : on peut dire cependant qu'elles agissent de deux façons : d'abord par une action de contact émollient avec la peau, aussi sont-elles prescrites dans quelques maladies cutanées, et ensuite par la température assez élevée où elles sont administrées et supportées, et qu'elles gardent plus longtemps qu'un bain. Les principales stations qui emploient les boues sont : en France, Dax, Saint-Amand, Balaruc, Bourbonne-les-Bains, Barbotan et Saubusse; Marienbad, Franzensbad, Carlsbad, en Autriche; Balaton-Fured en Hongrie; Ischl dans le Tyrol; Abano et Acqui en Italie, etc.

Telles sont les ressources des eaux minérales applicables à la thérapeutique balnéaire; évidemment dans ces quelques lignes nous n'avons pas eu la prétention d'analyser séparément toutes les pratiques hydrothérapiques et tous leurs modes, car il nous aurait fallu décrire en particulier chaque appareil employé en hydrothérapie dans ce qu'il présente de spécial, et passer en revue les coutumes hydrothérapiques de chaque station ; or celles-ci sont d'autant plus nombreuses qu'elles varient suivant les localités et même suivant les établissements. Cependant il nous faut citer encore pour être complet, certaines thérapeutiques externes souvent mises à contribution dans les établissements thermaux, bien qu'elles ne ressortissent pas à l'eau minérale proprement dite. Parmi elles citons : les bains de sable chaud à 48 ou 50° employés surtout au bord de la mer; les bains végétaux préparés avec des fleurs, des herbes aromatiques ou des aiguilles de pin (Allevard, Baden); enfin l'électrothérapie, la mécanothérapie et le massage, sur lesquels nous ne pouvons nous étendre.

CHAPITRE III

———

CLASSIFICATION DES EAUX MINÉRALES

ACTION PHYSIOLOGIQUE DES CURES THERMALES CONSIDÉRÉES EN PARTICULIER

Dans le chapitre précédent nous avons envisagé l'action de l'eau minérale considérée d'abord en elle-même, puis dans ses applications en thérapeutique interne, (boisson) et en thérapeutique externe (bains, douches, etc.). Il est nécessaire maintenant, pour nous faire une idée plus complète des cures thermales, d'entreprendre l'étude de l'action de chaque groupe d'eau en particulier.

Mais pour cela nous serons obligés de recourir à une classification, bien que cette façon de procéder soit toute artificielle et ne puisse que renseigner très vaguement par une comparaison très hypothétique le plus souvent, et faite surtout de similitudes. En effet, à cause de leur complexité de composition, de leurs variétés de température et de gaz dissous, les eaux de sources semblables diffèrent quelquefois complètement dans leur action thérapeutique et leurs applications, et malgré tout, elles ont entre elles des différences bien tranchées qui permettent de les ranger en un certain nombre de groupes distincts les uns des autres.

Nous suivrons ici la classification toute moderne indiquée par Fleury (1). Cet auteur divise les eaux en huit classes : eaux acidules, eaux alcalines, eaux chlorurées, eaux sulfatées, eaux sulfureuses, eaux ferrugineuses, eaux oligo-métalliques, eaux arsenicales.

Pour chaque groupe d'eau nous établirons l'importance de l'élément salin et ses caractères principaux, nous décrirons son action physiologique et l'effet thérapeutique dont il peut se réclamer, mais nous ne ferons que citer les différentes sources minérales, nous réservant de donner dans un dernier chapitre les indications indispensables sur chaque station thermale importante.

EAUX ACIDULES

Les eaux acidules sont caractérisées par la présence en plus ou moins grande quantité du gaz acide carbonique soit à l'état libre, soit combiné en faible quantité avec des sels; — une partie du gaz se dégage donc immédiatement, l'autre ne prend naissance que par la décomposition ultérieure des sels dissous dans l'eau.

(1) E. FLEURY, *Précis d'hydrologie : Eaux potables et Eaux minérales.*

L'acide carbonique a une action marquée sur les muqueuses et en particulier sur celle de l'estomac qu'il excite. Absorbées à jeun, les eaux acidules causent souvent de l'étourdissement et du vertige, dans quelques cas même une sorte d'ivresse très légère et tout à fait momentanée. Prises pendant ou après le repas elles excitent les contractions de l'estomac et hâtent la digestion.

Les eaux acidules sont des eaux froides le plus souvent, aussi sont-elles recommandées dans les affections de l'estomac où cet organe réclame une excitation (dyspepsie par atonie gastrique, dyspepsie nerveuse). Leur usage externe est recommandé pour certaines maladies de la peau, et cependant le peu de sels qu'elles contiennent laisserait bien plutôt supposer qu'elles agissent surtout par la boisson, en favorisant la digestion et en supprimant les fermentations gastriques et intestinales, causes les plus habituelles des maladies de la peau. — En raison même de leur faible minéralisation, les eaux acidules sont souvent employées comme eaux de table. Parmi elles citons : Saint-Pardoux, Saint-Galmier, Saint-Alban, Sail-sous-Couzan, Pougues, Fourchambault, Chateldon, Apollinaris, etc.

EAUX ALCALINES

Les eaux alcalines sont aussi des eaux acidules puisqu'elles contiennent toutes une certaine quantité d'acide carbonique, et cependant, elles tirent leur action physiologique de la présence prépondérante d'un sel alcalin, le bicarbonate de soude. Mais, à côté de ce sel, qui y existe dans de fortes proportions, l'analyse révèle encore : du bicarbonate de chaux, de potasse ou de magnésie, ou encore des chlorures et des sulfates alcalins. Comme nous étudierons plus loin l'effet de ces sels sur l'organisme, nous n'examinerons dans ce chapitre que l'action physiologique du bicarbonate.

Au goût, les eaux alcalines, privées d'une partie de leur acide carbonique qui les rend aigrelettes, ont une saveur désagréable et douce, un goût très léger d'alcali, une saveur urineuse même. Au toucher, elles paraissent onctueuses et en s'évaporant elles laissent sur la peau une poussière blanchâtre très légère formée non seulement d'un peu de sel alcalin cristallisé, mais encore de légers débris épidermiques, car l'eau alcaline décape la peau et la prive d'une partie de son enduit sébacé. Cependant elle n'est pas irritante, car, à l'opposé des autres solutions d'alcalins forts, elle est incapable de saponifier les membranes animales.

Prise en boisson, l'eau contenant du bicarbonate de soude agit de plusieurs manières : le sel se décompose d'abord dans l'estomac et met en liberté de l'acide carbonique qui est stimulant ; si la dose absorbée est faible, tout le bicarbonate se décompose et se transforme en chlorure de sodium (sel marin) ; si la dose est forte, une partie seulement se décompose et le reste passe dans l'intestin où il facilite l'absorption des matières grasses, puis il est absorbé et passe en partie dans le sang où il favoriserait la combustion des substances oxydables. Il augmenterait donc secondairement l'activité de la combution de l'oxygène respiratoire.

Le bicarbonate de soude a en plus un effet très manifeste sur le foie dont il favorise le fonctionnement. Sous son action, la bile est sécrétée plus abondamment (fonction biligénique du foie) l'urée, produit de déchet, mais témoin d'une bonne assimilation, augmente dans de notables proportions (fonction uropoïétique), les substances sucrées sont mieux utilisées ou mises en réserve (fonction glycogénique), enfin la formation et la régénération des globules du sang se fait plus régulière (fonction hématopoïétique). En résumé, par son action sur l'estomac, sur l'intestin, sur le foie et sur le sang, le bicarbonate de soude active la nutrition et communique une impulsion plus grande à l'assimilation.

Les eaux alcalines sont prises en boisson, en bains et en douches ; elles s'adressent aux dyspeptiques, aux gastralgiques : par leur action sur le foie, elles sont recommandées à la plupart des malades souffrant d'une lésion de cet organe causée par un défaut de fonctionnement, par la congestion, ou par les maladies des pays chauds ; elles s'adressent aux diabétiques, aux arthritiques, aux rhumatisants, aux obèses, aux goutteux, aux gravelleux.

L'action du bicarbonate n'est pas seule à se faire sentir dans une eau alcaline, elle se complète par l'action des autres sels qui s'y associent, d'où la nécessité de diviser le groupe des alcalins en groupes secondaires suivant la prédominance de l'un ou de l'autre des sels associés au bicarbonate de soude. Le tableau ci-dessous qui les résume est emprunté au précis d'hydrologie de Fleury.

Prépondérance des bicarbonates — Bicarbonatées simples :
- Si celui de soude : Bicarbonatées-sodiques.
- Si celui de chaux : Bicarbonatées-calciques.
- Si les précédents à parts à peu près égales : Bicarbonatées-mixtes.

Bicarbonates et chlorures à parts à peu près égales — Bicarbonatées-chlorurées ou chloro-bicarbonatées

Bicarbonates, chlorures et sulfates à parts à peu près égales : Bicarbonatées-chlorurées-sulfatées ou chloro-bicarbonatées-sulfatées

Parmi les eaux alcalines nous signalerons dans la première catégorie : Bicarbonatées-sodiques. Vichy, Vals, Montrond-Geyser, Chateauneuf, le Boulou.

Parmi les bicarbonatées-calciques : Bondonneau, Aix-en-Provence, Alet, Rennes-les-Bains.

Parmi les bicarbonatées-mixtes : Lamalou.

Parmi les bicarbonatées-chlorurées : Royat, le Mont-Dore, Saint-Nectaire, Vic-sur-Cère, Ems.

Parmi les bicarbonatées-chlorurées-sulfatées : Châtel-Guyon, Carlsbad, Marienbad, Franzensbad.

EAUX CHLORURÉES

On désigne sous le nom d'eaux chlorurées celles dont le sel prépondérant est le chlorure de sodium ou sel marin. L'action physiologique de ce sel est la suivante : sa saveur spéciale, un peu piquante, est très agréable et provoque la salivation ; il active de même la sécrétion de l'estomac, de l'intestin et de ses glandes annexes (pancréas) ; il favorise les fonctions du foie. Prises à doses plus considérables les eaux salées augmentent les échanges entre l'intestin et le sang auquel elles soustraient de l'eau, et facilitent les mouvements réflexes de l'intestin ; elles sont donc laxatives d'abord, purgatives ensuite si la dose est augmentée ; malheureusement le sel marin n'est pas sans action sur les délicates cellules de certains organes, du rein en particulier, aussi ne sont-elles pas inoffensives dans bien des cas, et doivent-elles être administrées avec précaution.

Prises en lotions, bains ou douches, les eaux salées ont une action manifeste sur la peau, au niveau de laquelle elles produisent une révulsion parfois intense ; elles augmentent sa circulation sanguine et agissent sur son bon fonctionnement. En résumé, par leur action sur l'estomac, l'intestin, les glandes annexes du tube digestif, et le tégument cutané, elles activent les fonctions digestives et les échanges nutritifs, et en stimulant la circulation du sang elles relèvent les forces générales.

Les eaux chlorurées sont donc à conseiller dans la scrofule, le lymphatisme, le rachitisme, les maladies osseuses, en particulier la tuberculose des os, et en général dans la plupart des maladies cachectiques.

Comme les eaux bicarbonatées, elles se divisent en plusieurs classes suivant que le chlorure de sodium y est prépondérant, ou qu'à lui se trouvent associés d'autres sels (sulfates, sulfures).

Parmi les eaux chloluréess, odiques pures, dont le type est l'eau de mer, citons : Bourbon-l'Archambault, Bourbon-Lancy, Balaruc, Maizières-en-Morvan, Salies-du Jura, Salies-de-Béarn, Briscous-Biarritz, Niederbronn, Baden-Baden, Heilbronn, Kissingen, Wiesbaden, Manheim, Kreuznach, Bex, Ischl.

Parmi les chlorurées-sulfatées : Bourbonne-les-Bains Brides, Salins-Moutiers.

Parmi les chlorurées-sulfurées : Uriage, Saint-Gervais, Aix-la-Chapelle.

EAUX SULFATÉES

Avant de décrire l'action des eaux sulfatées il faut au préalable distinguer parmi elles deux classes : d'abord les sulfatées-sodiques ou magnésiennes, puis les sulfatées-calciques. En effet, et c'est ici qu'apparaît clairement le défaut de toute classification trop méthodique, nous sommes obligés de ranger dans un même cadre deux groupes d'eaux dont les différences thérapeutiques sont très accusées ; les premières en effet agissent par le sulfate de soude ou de magnésie, et les secondes par le sulfate de chaux.

Le sulfate de soude et le sulfate de magnésie sont deux sels purgatifs; et les eaux qui en contiennent sont le plus généralement des eaux froides. Sans action très marquée sur les premières voies digestives, elles ont un effet notable sur l'intestin et sont purgatives parce qu'elles favorisent la sécrétion intestinale sans provoquer de violentes contractions; elles purgent donc sans douleur et sans coliques. Cependant, comme elles agissent en soustrayant à l'économie une quantité d'eau assez importante, elles déterminent, une ou deux heures après leur absorption, une sensation de soif souvent pénible. On les emploie comme laxatifs, ou à dose plus considérable comme purgatifs, chez les constipés par défaut de sécrétion intestinale; elles servent aussi pour la cure d'amaigrissement des obèses.

Les eaux qui contiennent comme sel prépondérant le sulfate de chaux sont surtout diurétiques. Prises en boisson, elles exercent une action très marquée sur l'appareil urinaire; elles augmentent la quantité des urines et réveillent la contractilité de la vessie. Par ce flux urinaire plus considérable, elles entraînent les mucosités et les graviers, et entravent en outre leur formation ultérieure, car elles agissent de deux façons : d'une façon mécanique d'abord, par simple lavage, à cause de l'accroissement notable de la quantité des urines, d'une façon thérapeutique ensuite, car elles modifient le fonctionnement de l'appareil urinaire et activent la nutrition générale. Les eaux sulfatées-calciques froides sont employées en boisson presque uniquement, elles ne sont utilisées en bains ou douches chez les rhumatisants que lorsqu'elles ont une chaleur suffisante.

Les sulfatées-sodiques ou magnésiennes (purgatives) les plus importantes sont : Montmirail, Rubinat, Birmenstorff, Hunyadi-Janos, Apenta, Pullna, Sedlitz, Carabana, Villacabras, Epsom. Les sulfatées calciques (diurétiques) les plus connues sont : Contrexéville, Vittel, Capvern, Martigny-les-Bains, Bagnères-de-Bigorre, Cambo, Saint-Amand, Bath, Lucques, Louèche.

EAUX SULFUREUSES

On appelle eaux sulfureuses les eaux minérales qui contiennent du soufre à l'état d'hydrogène sulfuré, ou sous forme de sulfure par combinaison avec une base (soude ou chaux); cependant, les combinaisons du soufre sont en réalité beaucoup plus nombreuses et tiennent à des décompositions secondaires en présence d'autres sels ou au contact de l'air.

L'odeur d'œufs pourris que possède toute eau sulfureuse est produite par un gaz, l'acide sulfhydrique ou hydrogène sulfuré qui se forme par action de l'air humide sur les sulfures. Une eau sulfureuse qui n'aurait plus cette odeur facile à reconnaître, serait une « eau dégénérée » dans laquelle les sulfures (déjà transformés en sulfates) ne pourraient être décomposés avec formation d'acide sulfhydrique. Les eaux sulfureuses agissent par l'intermédiaire de ce gaz ; c'est lui qui en se dégageant spontanément de l'eau puisée à la source, ou secondairement par la décomposition des sulfures, produit sur l'état général et en particulier sur les muqueuses des voies respiratoires les modifications que l'on connaît. L'eau ingérée se décompose en effet dans l'estomac et abandonne une certaine quantité d'acide sulfhydrique dont l'action stimulatrice provoque une augmentation dans la sécrétion de cet organe, mais le gaz passe bientôt dans l'intestin où il est absorbé et entraîné dans la circulation sanguine qui le ramène au foie. En contact avec le sang, il s'oxyderait en partie en empruntant aux globules rouges l'oxygène nécessaire à sa réduction.

Quoi qu'il en soit, après avoir traversé la glande hépatique, où il détermine une activité plus grande, il revient dans la circulation pulmonaire et s'élimine par le poumon. Il s'élimine encore par la peau, mais on n'en retrouve jamais dans les urines.

L'acide sulfhydrique a donc une double action sur les voies respiratoires, puisque après les avoir touchées au moment des mouvements respiratoires faits au voisinage des sources ou dans les salles d'inhalation, il est encore en contact avec elles par son élimination secondaire après la boisson.

Il en est de même pour la peau, mais sur celle-ci agit en plus le soufre précipité par refroidissement à l'état de particules infinitésimales, car c'est lui qui communique à l'eau cette teinte opaline bien connue qu'on appelle blanchiment.

Par les modifications qu'elles amènent dans les phénomènes respiratoires et digestifs, les eaux sulfureuses ont une action stimulatrice générale, et cependant elles peuvent se montrer sédatives, au contraire, sur le système nerveux. Leurs applications médicales sont donc très variées : on les emploie en boisson dans les affections douloureuses ou congestives du tube digestif; en inhalations ou pulvérisations elles sont indiquées pour le traitement des affections des muqueuses des voies respiratoires, nez, pharynx, larynx, bronches et poumons, et dans certaines maladies des yeux et des oreilles; enfin, sous forme de bains, de douches, de lotions, elles sont utiles dans les maladies de la peau, dans le rhumatisme et dans la convalescence des traumatismes graves, des blessures profondes ou étendues, des plaies qui suppurent.

On distingue ordinairement parmi les eaux sulfureuses deux groupes secondaires : les sulfurées-sodiques et les sulfurées-calciques, suivant que la base prépondérante est la soude ou la chaux. Les premières sont groupées exclusivement dans les Pyrénées : ce sont des eaux chaudes (leur température oscille de 32 à 77°) elles ont généralement un gros débit, mais une minéralisation faible. Elles jaillissent à des altitudes assez élevées (plus de 600 mètres, sauf Amélie-les-Bains, 270 mètres); elles jouissent donc d'un climat de montagne.

Au contraire les eaux sulfurées-calciques, encore appelées hydrosulfurées, jaillissent bien plus souvent dans
les pays de plaine que dans les pays de montagne; leur
minéralisation est assez élevée tandis que leur température est assez basse; leur débit est assez considérable
mais il n'atteint pas celui des sulfurées-sodiques. Nous
citerons parmi les eaux sulfureuses (sodiques) Aix-les-
Bains, Bagnères-de-Luchon, Barèges, Eaux-Bonnes,
Saint-Honoré, Amélie-les-Bains, Les-Escaldas, Ax,
Saint-Sauveur, Cauterets, Gazost, Eaux-Chaudes, et
parmi les sulfureuses (calciques) : Enghien, Allevard,
Pierrefonds, Montmirail.

EAUX FERRUGINEUSES

On donne le nom d'eau ferrugineuse aux eaux minérales qui contiennent assez de fer pour qu'elles puissent avoir, de ce fait seulement, une action thérapeutique manisfeste, car presque toutes les eaux minérales
en contiennent à l'état de traces. Les sources ferrugineuses jaillissent ordinairement en plaine ou sur les
premiers contreforts des montagnes, et il est rare que
leur altitude dépasse 3 à 400 mètres. D'après la
prédominance du sel de fer qui fait leur richesse on
les divise en : ferrugineuses-carbonatées (par action
du gaz acide carbonique sur les roches ferrugineuses);
ferrugineuses-crénatées (par la combinaison du fer
à l'acide crénique ou hypocrénique) : et ferrugineuses-
sulfatées (par altération des pyrites au contact de

l'eau et de l'oxygène); ce sont ces dernières qui sont le plus riches en sel de fer ; malheureusement, à cause des sulfates, elles sont mal tolérées par l'estomac.

Les eaux ferrugineuses contiennent toutes, en plus ou moins grande quantité, du manganèse ou de l'arsenic mais, de ce dernier corps, en quantité infinitésimale, ce qui fait que son action dans la cure peut être négligée.

Ce sont des eaux froides, limpides au moment où elles jaillissent, qui se troublent ou se colorent en ocre rouge au bout d'un certain temps et communiquent cette teinte aux rochers sur lesquels elles s'écoulent, aux vasques dont elles émergent et aux récipients qui la contiennent habituellement.

Elles sont agréables à boire quand elles contiennent peu de fer et qu'elles sont riches en acide carbonique, car le goût piquant du gaz cache leur saveur un peu âcre ; elles ont au contraire un goût d'encre quand les sels de fer sont abondants. Généralement bien supportées par l'estomac quand celui-ci n'est pas malade, elles sont surtout exploitées comme eaux de table. Habituellement les eaux ferrugineuses sont employées uniquement en boisson, il faut faire exception cependant pour Saint-Christau dont l'eau se prête bien à la plupart des pratiques de la médication thermale externe (bains, douches, etc.), et elles agissent de la même manière que les préparations pharmaceutiques de sels de fer, avec cette différence qu'elles sont mieux supportées, mieux absorbées et qu'elles ont une action certainement plus efficace.

Certains voient dans ce fait la preuve que l'eau thermale ferrugineuse n'est qu'un médicament ordinaire et que l'action de la cure est produite par le changement de climat, d'habitudes, d'hygiène, complété par les manœuvres d'hydrothérapie ; certains autres au contraire l'expliquent par l'état de division extrême des particules ferriques contenues dans l'eau (état colloïdal ou ionisation des sels qui faciliterait l'absorption).

En effets les sels de fer, surtout ceux qui sont utilisés en pharmacie, ne sont physiologiquement pas absorbables, et cependant ils ont une action incontestable. L'explication de ce fait est fournie par l'hypothèse suivante : le fer qui est indispensable à l'économie est apporté par les aliments (5 centigrammes par jour Boussingault) ; à l'état normal il est transformé après plusieurs métamorphoses et passe dans le sang sous forme d'albuminate de fer. Or dans les anémies, le fer alimentaire est immédiatement détruit par l'hydrogène sulfuré dans l'estomac. Cependant, si l'on fait ingérer avec les aliments une certaine quantité de sels de fer, ceux-ci seulement seront détruits par l'hydrogène sulfuré alors que le fer alimentaire sera respecté. Il faut donc dans les anémies user de préparations martiales en quantité relativement considérable par rapport au peu de fer contenu dans l'organisme, mais la difficulté surgit lorsqu'il s'agit de les faire tolérer.

C'est à cause de leur innocuité sur la muqueuse gastrique, que les eaux minérales ferrugineuses ont une grande supériorité sur les préparations pharmaceutiques. Elles sont indiquées dans les anémies, dans la chlorose et dans tous les états secondaires qui en dépendent ; elles s'adressent aux maladies de l'estomac sans lésion reconnue de la muqueuse, aux troubles fonctionnels de l'utérus liés à l'anémie ou favorisés par l'affaiblissement, à certains états nerveux avec dépression physique, comme la neurasthénie.

Parmi les eaux ferrugineuses, remarquons : Barbotan, Cambo, Bussang, Forges-les-Eaux, Orezza, Spa, Pyrmont, Saint-Moritz.

EAUX OLIGO-MÉTALLIQUES

Dans toutes les classifications d'eaux minérales on est obligé de ranger dans un groupe spécial certaines eaux qui malgré l'efficacité qu'on leur reconnaît ne peuvent être classées dans aucun des groupes habituels, pour cette raison qu'elles ne contiennent pour ainsi dire que des traces de minéralisation et qu'elles ne renferment en plus, parmi leurs sels minéralisateurs, aucun de ceux qui pourraient avoir une action thérapeutique marquée, à l'état de trace où on les y caractérise, comme les sulfures, le fer, l'arsenic. On les nomme généralement eaux indéterminées, eaux inermes, eaux indifférentes. Nous leur garderons le terme d'eaux oligo-métalliques que leur assigne Fleury dans sa classification.

Certaines d'entre elles sont hyperthermales comme Chaudesaigues, Néris, Plombières ; d'autres sont froides et ne se distinguent des eaux potables que par l'usage thérapeutique que l'on en fait.

Les substances minérales qu'elles tiennent en dissolution sont la chaux, la magnésie, le manganèse, le fer, l'acide sulfhydrique et l'acide carbonique, mais toutefois leur minéralisation totale par litre ne dépasse guère 0 gr. 20 centigrammes.

Les théories actuelles sur la radio-activité de certaines de ces eaux, sur leur ionisation et la richesse de certaines autres en substances colloïdes, nous font entrevoir l'explication de leurs effets incontestables tout en nous éclairant sur les applications thérapeutiques qu'on peut vraisemblablement en obtenir.

Les eaux radio-actives oligo-métalliques ont surtout une action sur les maladies de la peau et sur quelques troubles du système nerveux dans lesquels l'élément sensibilité ou douleur est exagéré : névralgies, douleurs nerveuses, rhumatismes. Les eaux oligo-métalliques thermales ou hyperthermales sont employées pour la cure des rhumatismes chroniques ou de quelques affections utérines ; quand elles ne sont ni thermales ni radio-actives, elles sont le plus souvent employées dans le traitement des maladies de l'appareil urinaire. Les eaux oligo-métalliques chaudes sont : Néris, Luxeuil, Bains-les-Bains, Plombières, Chaudesaigues, Dax ; Bagnoles-de-l'Orne n'a

qu'une température modérée 27, et Saïnt-Christau
une température encore plus basse sauf une seule de
ses sources. Les eaux oligo-métalliques froides sont :
Evian, Amphion, Thonon-les-Bains, Forges-les-Bains.

En dehors de France signalons encore : Hammam
Meskoutine (Algérie), Bad-Gastein (Autriche), Acqui
(Italie).

EAUX ARSENICALES

Presque toutes les eaux ferrugineuses sont arsenicales, et cependant peu d'entre elles peuvent revendiquer
à juste titre le nom d'eau arsenicale. En effet, la teneur
en arsenic d'une eau dite arsenicale doit être assez notable pour que l'effet de la boisson d'eau puisse être
attribué vraisemblablement à cet agent et non aux autres
substances dissoutes, ce qui exige au moins plusieurs
milligrammes au litre ; c'est ce qui se passe pour plusieurs sources bicarbonatées-chlorurées comme, par
exemple, Royat et le Mont-Dore, et cependant on ne
peut les ranger dans les eaux arsenicales parce qu'elles tirent leurs effets d'une association de plusieurs
substances minérales et que l'action de l'arsenic n'y
est que secondaire.

Les indications des eaux arsenicales sont celles de
l'arsenic Ce médicament agit comme modérateur
des échanges de l'organisme ; ingéré à doses thérapeutiques il stimule l'estomac, excite l'appétit, active
la respiration, augmente la matière colorante du sang,

et d'une façon générale améliore la nutrition. Son absorption par la peau saine est nulle, mais elle est très rapide par la peau ulcérée ou dépouillée de son épiderme ; son élimination se fait par les reins et par l'ensemble de la surface cutanée, et c'est peut-être à cause de l'intensité de cette élimination que les eaux arsenicales ont une influence si heureuse sur certaines dermatoses, certains eczémas, certaines affections de la peau observées chez les scrofuleux, les anémiques et les malades à tempérament lymphatique. Les eaux arsenicales sont encore employées dans le rhumatisme noueux, dans la cachexie paludéenne, dans les affections du sang (anémie, adénie, leucocytose) dans l'asthme, dans l'emphysème, enfin dans quelques cas de diabète avec dénutrition et amaigrissement rapide.

Nous avons déjà vu figurer dans la classification que nous venons de passer en revue certaines eaux qui contiennent de l'arsenic, comme Plombières, le Mont-Dore, Royat et Saint-Nectaire, mais à vrai dire ce ne sont pas des eaux arsenicales, puisqu'on peut revendiquer pour elles l'action thérapeutique des autres substances qu'elles contiennent. Donc en nous tenant uniquement à la définition des eaux arsenicales telle qu'elle est comprise dans la classification de Fleury, nous ne rangerons avec lui parmi ces eaux que La Bourboule, Vals, et Lévico (Autriche).

CHAPITRE IV

MALADIES JUSTICIABLES D'UN TRAITEMENT HYDRO-MINERAL ET CURES THERMALES A LEUR OPPOSER.

Dans le chapitre précédent nous avons examiné l'action physiologique de ce médicament complexe qu'est l'eau minérale, et nous avons laissé entrevoir ses applications thérapeutiques. Nous allons les résumer encore, en les considérant sous un autre aspect, car le problème que nous nous proposons maintenant de résoudre est le suivant : Quel traitement hydro-minéral faut-il conseiller à un malade?

Mais auparavant devons-nous savoir quelles affections sont susceptibles de profiter de cette thérapeutique et pour quelles autres on la proscrira. Voyons donc quelles en sont les indications et contre-indications.

INDICATIONS

Autrefois la cure thermale était réservée aux maladies chroniques, et par ce terme on désignait non seulément des états morbides divers, mais encore certaines maladies ayant débuté d'une façon plus ou moins aiguë, s'étant maintenues malgré une thérapeutique active, et devenues rebelles au traitement au moment où la cure thermale était conseillée. Aujourd'hui, sans doute on envoie encore aux eaux nombre de malades dans une situation identique, mais de plus en plus on s'attache à poursuivre par le traitement thermal une tare héréditaire menaçante, ou un état constitutionnel au début de son évolution ; de plus en plus on vise à enrayer les effets nocifs d'un état morbide si peu accentué encore qu'il ne mérite pas le nom de maladie ; on cherche à rétablir l'équilibre de santé un instant compromis par une maladie accidentelle même bénigne, mais qui montre le point faible d'une constitution ; en un mot, on fait autant que possible de la médecine préventive pour combattre l'état pathologique au début avant qu'il devienne maladie et qu'il passe à l'état chronique.

Aussi est-il difficile de préciser d'une façon générale les indications d'une cure thermale. On devra la conseiller quelquefois à la suite de maladies aiguës compliquées d'une convalescence longue ou difficile, ou ayant provoqué un affaiblissement général de tout l'organisme ; on la conseillera encore dans les maladies chroniques susceptibles de guérir ou de s'améliorer, dans les états pathologiques déjà nettement constitués mais compatibles encore avec un genre de vie à peu près normal, dans ces états constitutionnels qui ne sont pas la maladie, mais qui ne sont cependant plus la santé, d'où dérivent les constitutions dites lymphatiques, scrofuleuses, arthritiques, rhumatismales, bilieuses, gravelleuses ou lithiasiques et qui impriment aux maladies accidentelles une physionomie particulière. Enfin, à un degré moindre encore, la cure thermale pourra être indiquée à titre préventif chez certains sujets jeunes que l'hérédité, des conditions hygiéniques défectueuses et les circonstances éventuelles d'un état de santé non irréprochable peuvent vouer à plus ou moins brève échéance à la maladie de leurs parents.

CONTRE-INDICATIONS

Les contre-indications du traitement hydro-minéral sont assez simples à résumer et semblent découler naturellement des lignes qui précèdent. En règle générale on ne doit pas appliquer le traitement thermal à la cure d'une maladie aiguë ou d'un accident aigu survenant au cours d'une maladie chronique ; de plus l'application des eaux minérales est non seulement inefficace mais encore nuisible quand elles s'adressent à un état morbide incurable par lui-même ou qui se soustrait entièrement à leur influence favorable. La cure thermale est donc contre-indiquée dans le cancer de même que dans les maladies chroniques arrivées au stade ultime de leur évolution (cirrhose, albuminurie, diabète, tuberculose pulmonaire, maladies du cœur, etc.), car, employée même d'une façon méthodique et prudente, elle ne fait que précipiter l'issue fatale. (DURAND-FARDEL, *Traité des eaux minérales.*)

Ces conditions étant nettement établies, nous allons maintenant indiquer quel genre de cure thermale peut convenir aux diverses maladies justiciables des eaux minérales, à leurs complications ou aux accidents auquels elles donnent lieu.

MALADIES GÉNÉRALES INFECTIEUSES

La cure thermale, comme nous l'avons vu dans les lignes qui précèdent, est contre-indiquée d'une façon générale dans les affections aiguës. Elle peut cependant être utile dans leurs convalescences, soit pour remonter l'organisme affaibli et dont certaines fonctions ont été plus ou moins touchées par le processus aigu, soit pour combattre une tare survenue comme complication au cours de la phase aiguë et qui a placé un organe dans un état d'infériorité manifeste. C'est ainsi par exemple que la cure thermale sulfureuse peut être indiquée pour remédier aux désordres pulmonaires survenus à la suite d'une maladie infectieuse comme la rougeole, la grippe, la coqueluche; que la cure thermale bicarbonatée peut être nécessaire pour des troubles digestifs ou une congestion du foie survenus après une maladie typhoïde : que la cure chlorurée ou ferrugineuse peut rendre de grands services dans la convalescence des fièvres éruptives ou d'une maladie infectieuse d'une longue durée; mais ce sont là des cas très particuliers, nous ne nous y étendrons pas davantage, car chacune de ces indications sera passée en revue dans les chapitres suivants.

Paludisme.

Cependant, parmi les maladies infectieuses, nous devons consacrer ici quelques lignes au traitement thermal du paludisme. Le paludisme ou fièvre intermittente, encore appelé « fièvre des pays chauds » est une maladie infectieuse due à l'invasion du sang par un parasite microscopique découvert par Laveran en 1880 et qui porte le nom d'« hématozoaire de Laveran ». Le paludisme, provoqué par la piqûre d'un moustique déjà infecté, donne lieu à des accidents aigus et immédiats : la fièvre, et à des complications ou conséquences parmi lesquelles nous citerons : la congestion ou l'engorgement du foie et de la rate, l'anémie et la cachexie dite paludéenne.

L'accès aigu en lui-même ne se prête pas à un traitement hydro-minéral, mais il n'en est pas de même de ses conséquences : la congestion du foie et de la rate est justiciable d'un traitement par les alcalins comme Vichy ; quand l'accès de paludisme a duré longtemps, quand la fièvre a été opiniâtre et que le malade semble ne plus tirer profit des sels de quinine qu'il supporte mal, la cure alcaline est encore indiquée pour restaurer les fonctions digestives et permettre une meilleure utilisation de la quinine (Vichy, Vals, Pougues, Carlsbad) ; enfin les eaux ferrugineuses (Soulzmatt) ou arsenicales (La Bourboule, Saint-Honoré) devront être recom-

mandées pour les cachexies palustres compliquées
d'anémie.

Syphilis.

La syphilis est encore parmi les maladies infectieuses
une de celles pour lesquelles un traitement thermal
peut être conseillé, non pas que les eaux minérales
puissent la guérir, mais parce qu'elles peuvent d'abord
aider l'organisme à supporter le traitement mercuriel
ou ioduré, ou à lutter contre des désordres digestifs pro-
voqués par cette médication, puis parce qu'elles permettent d'atténuer dans une certaine mesure les complications survenues du fait des accidents secondaires
ou tertiaires de la syphilis ; enfin elles modifient
avantageusement cette altération profonde de la constitution qu'entraîne la cachexie syphilitique. Les eaux
sulfureuses : Luchon, Saint-Sauveur, Cauterets, Barèges, Aix-les-Bains ; les eaux chlorurées-sodiques :
Bourbon-l'Archambault, Bourbon-Lancy ; les chlorurées-sodiques et sulfureuses d'Uriage, d'Aix-la-Chapelle,
paraissent donner les meilleurs résultats ; enfin certaines
eaux bicarbonatées-calciques, comme Lamalou, agissent
avantageusement dans les complications douloureuses
de la syphilis et dans l'ataxie (tabes).

Tuberculose.

Si nous employons ici le terme de tuberculose, nous
n'avons cependant pas l'intention de traiter dans ce
chapitre l'application des eaux thermales à la cure de la
tuberculose pulmonaire, car cette maladie est surtout

soignée aujourd'hui dans les sanatoriums par la cure d'air, la cure d'altitude, l'hygiène et le régime ; nous la retrouverons d'ailleurs un peu plus loin aux maladies du poumon ; de même nous laisserons de côté la tuberculose de certains viscères (intestin, rein, vessie, testicules) et de certaines membranes séreuses (péritoine, plèvre, méninges) qui ne peuvent être traitées uniquement par la cure hydro-minérale ; mais nous voudrions faire entrer dans ce chapitre un certain groupe de maladies classées autrefois sous des noms divers et dont l'origine tuberculeuse semble établie maintenant : nous voulons parler du lymphatisme et de la scrofule. Sous l'influence des connaissances médicales actuelles, ces deux entités morbides se sont peu à peu désagrégées et tandis qu'une partie de leurs symptômes fut attribuée à la syphilis héréditaire ou au rachitisme, l'autre fut reconnue du domaine de la tuberculose atténuée. Cette maladie en effet ne s'attaque pas seulement aux poumons, elle frappe les os et les articulations (tuberculose osseuse, mal de Pott, coxalgie, tumeur blanche), elle frappe les ganglions lymphatiques et les tissus adénoïdes (lymphatisme, adénopathies), elle frappe la peau et les muqueuses (lupus, tuberculides, certaines maladies de la peau), et dans ces diverses manifestations atténuées, la cure peut s'imposer. On devra envoyer ces malades soit au bord de la mer : Berck, Balaruc, Biarritz, soit aux stations chlorurées-sodiques, iodo-bromurées ou ferrugineuses :

Salins du Jura, Salies-de-Béarn, Uriage, La Bourboule.

MALADIES DIATHÉSIQUES

Après les maladies infectieuses examinons maintenant à quel traitement thermal on peut recourir dans
les maladies générales dites diathésiques : dans l'arthritisme en général et dans le rhumatisme, la goutte,
le diabète et l'obésité en particulier.

Rhumatisme

Par rhumatisme il faut entendre le rhumatisme chronique simple ou généralisé par opposition au rhumatisme articulaire aigu franc, véritable maladie infectieuse. Le rhumatisme chronique attaque les articulations mais aussi les muscles, les tendons et les nerfs.
S'il n'occasionne pas de douleurs aiguës intolérables,
il provoque une gêne pénible dans les mouvements
d'un membre ou d'une jointure ou même de tout le
corps ; il évolue lentement sans fièvre ; c'est bien plus
une infirmité légère mais tenace qu'une véritable maladie.

Contre l'élément dominant de cette affection, la
douleur ou névralgie articulaire, musculaire, viscérale
même, on prescrira une cure thermale où la forte température de l'eau appliquée en médication externe aura
le plus d'importance, tandis que la minéralisation ne
jouera qu'un rôle secondaire mais encore assez manifeste. On conseillera donc les eaux hyperthermales et

sulfurées, puis les eaux arsenicales. Citons parmi les plus renommées pour leur action dans le rhumatisme chronique : Aix-les-bains, Luchon, Plombières, Néris, Barèges, Eaux-Chaudes, Ax, Dax, Bourbon-Lancy. Bourbon-l'Archambault, etc.

Les pratiques externes seront surtout recommandées : bains, bains de piscines, douches locales ou générales, bains ou douches de vapeur, et tout particulièrement les douches-massages genre Aix ou Vichy et les bains de boues comme on les donne à Dax.

Goutte.

Comme le rhumatisme, la goutte peut être traitée avec succès par les eaux minérales, mais encore faut-il s'entendre sur l'opportunité de la cure qui peut découler de la période où se présente la maladie, ou de ses formes, ou encore de ses complications. La goutte aiguë est en effet une contre-indication presque formelle du traitement hydro-minéral, car non seulement on ne doit pas aller aux eaux pendant une crise ou immédiatement après elle, mais on doit attendre pour suivre un traitement thermal que les accidents aigus soient appaisés depuis longtemps. A faire autrement on risquerait de provoquer une crise nouvelle ou de prolonger indéfiniment une convalescence encore mal assurée. Suivant la forme de la crise, ou suivant ses complications on sera amené à conseiller telle ou telle station s'adaptant mieux aux nécessités du moment, surtout si la goutte s'accompagne d'accidents secondaires devenus au cours de la maladie les symptômes prédominants; mais, à part ces exceptions, la goutte chronique, régulière dans son évolution, n'est justiciable que d'un nombre restreint de cures thermales telles que : la cure alcaline ou bicarbonatée-sodique dont Vichy est le type, puis la cure bicarbonatée-sulfatée de Carlsbad, enfin la cure calcique d'Evian, Vittel, Contrexéville, Capvern, etc.

Diabète.

On ne peut conseiller une cure thermale pour le diabète qu'en tenant compte de divers facteurs parmi lesquels nous placerons : la forme du diabète, son intensité, le moment de son évolution, ses complications. La forme de diabète qui est susceptible d'être traitée par la médication thermale est celle qu'on nomme diabète sucré par opposition au diabète insipide dont nous ne nous occuperons pas à cause de sa rareté relative. Le diabète sucré évolue lentement et le plus souvent chez des sujets qui ont l'apparence de la santé; grâce au régime et à une bonne hygiène ils vivent très longtemps avec leur infirmité.

Quelquefois cependant la marche du diabète est beaucoup plus rapide; les malades maigrissent considérablement et arrivent bientôt à un état de cachexie de plus en plus prononcé. Cette forme de diabète qu'on nomme diabète maigre ou diabète pancréatique ne doit pas être traitée comme le diabète ordinaire; elle n'est guère justiciable que des eaux arsenicales comme La Bourboule, nous n'y reviendrons pas.

Suivant le moment de son évolution, et suivant son intensité, le diabète peut donner lieu à des formes différentes : glycosurie passagère, diabète fruste, diabète léger, diabète constitué ; toutes ces formes doivent être traitées par la cure alcaline. C'est presque exclusivement à Vichy que le traitement en a été effectué jusqu'ici en France ; celui-ci consiste en boisson, en bains et en douches, auxquels ont peut associer diverses pratiques d'hydrothérapie qu'il serait trop long d'énumérer ici.

Sous l'influence du traitement, non seulement le sucre urinaire diminue ou disparaît de l'urine, mais tous les symptômes du diabète s'effacent progressivement ; la soif, la faim excessive, la sécheresse de la bouche cessent, les urines deviennent moins abondantes, et les forces reparaissent ; en un mot les apparences de la santé reviennent plus ou moins complètement. Certains diabètes passagers guérissent définitivement après la cure alcaline, d'autres plus prononcés s'amendent et gagnent une rémission de plusieurs années ; dans la grande majorité des cas, le sucre urinaire qui avait presque complètement disparu après le traitement thermal reparaît au bout de plusieurs mois, mais il est certain que la cure alcaline produit un effet manifeste sur l'état général des diabétiques et que presque tous les malades qui ont suivi le traitement hydro-minéral, s'ils conservent du sucre, même en quantité notable, dans leurs urines, profitent néanmoins d'une amélioration manifeste et très durable des symptômes que nous signalons plus haut; s'ils sont toujours diabétiques ils ont cependant récupéré la santé pour un temps plus ou moins long.

Vichy a pour le traitement du diabète une réputation universelle qu'aucune station thermale sauf peut-être Pougues en France et Carlsbad en Autriche, ne peut lui disputer. Les eaux alcalines faiblement minéralisées d'Evian sont parfois utilisées pour certains sujets anémiés ou fatigués. Les eaux calciques (Vittel, Contrexéville, Capvern) donnent aussi de bons résultats, surtout quand au diabète s'associe la gravelle urinaire; enfin dans les cas de diabète avec anémie, les eaux ferrugineuses, arsenicales et alcalines seront parfois d'un utile secours.

Obésité.

L'obésité peut être traitée utilement par la cure hydro-minérale à condition qu'on ne demande pas à celle-ci d'agir seule. Il faut de toute nécessité la combiner avec le régime alimentaire, avec l'exercice physique et avec les pratiques d'hydrothérapie thermale qu'on rencontre maintenant dans les établissements bien outillés.

L'obésité n'est pas à proprement parler une maladie; on ne saurait d'ailleurs la distinguer à son origine de cet état de santé qu'est l'embonpoint. C'est un vice de la nutrition, une sorte d'empoisonnement chronique dans lequel les oxydations se font d'une manière insuffisante. On n'est pas obèse parce qu'on mange plus de graisse qu'on ne le devrait, mais parce qu'on fabrique de la graisse avec les aliments, et qu'au lieu de l'utiliser, de la transformer, on l'accumule en réserves inutiles, nuisibles même. Ce vice de nutrition, cette mauvaise oxydation peuvent être redressés par la cure thermale, car les obèses sont avant tout des arthritiques ou des enfants d'arthritiques; chez eux la graisse s'accumule non seulement sous la peau, mais encore autour des organes de l'abdomen (estomac, intestin, foie, reins et rate) et du thorax (poumons et cœur). Il y a non seulement gêne des mouvements du corps, mais encore gêne dans le fonctionnement des viscères parmi lesquels l'intestin, le poumon et le cœur sont le plus souvent touchés.

Il y a donc intérêt non seulement à faire disparaître la graisse accumulée sous la peau et autour des viscères, mais à modifier profondément la nutrition.

On peut faire fondre une partie de la graisse en modifiant le régime alimentaire, en supprimant la cause d'intoxication si elle existe, en augmentant par l'exercice physique la dépense d'énergie, mais le traitement thermal n'agit vraiment que de 3 façons : 1º en modifiant la nutrition en général (action sur la digestion et le bon fonctionnement de la peau); 2º en augmentant le flux intestinal (laxatifs, purgatifs); 3º en exagérant la sudation (hydrothérapie, bains de vapeur, étuves, douches-massages, etc.).

Les eaux utiles seront les bicarbonatées-sulfatées et chlorurées, les eaux calciques, les eaux sulfatées pures. En France, Brides-les-Bains, Chatel-Guyon, Montmirail, Plombières, ont une cure efficace ; à l'étranger on donnera la préférence à Marienbad, Ems, Kissingen. Dans l'obésité arthritique, ou encore dans l'obésité relevant de la goutte ou du diabète, Vichy donnera d'excellents résultats, non seulement à cause des étuves, de la douche-massage et de l'installation des appareils complets de mécanothérapie, mais encore à cause de son action fondante très caractéristique sur la graisse viscérale. (DURAND FARDEL, *Traité des eaux minérales.*)

MALADIES DU SANG

Les maladies du sang peuvent être améliorées par les cures thermales. Dans le chapitre précédent (p. 81), nous avons parlé de la cure ferrugineuse et des résultats qu'on est en droit d'attendre d'elle quand elle est appliquée à propos. Cependant la médication ferrugineuse n'est pas la seule à laquelle on puisse s'adresser, parce que l'action thérapeutique qu'on recherche dans certains cas d'anémie ou dans la chlorose est bien plus complexe. Si le fer peut être d'un grand secours, il ne résume pas à lui seul tous les facteurs thérapeutiques nécessaires, et il ne faut pas perdre de vue que le changement de climat, de milieu, d'hygiène, de régime, les propriétés excitantes et digestives des eaux elles-mêmes, l'action stimulatrice de l'altitude et de l'air des montagnes aura une influence considérable sur l'amélioration des anémies. Car il ne s'agit pas seulement dans le traitement thermal de procurer à l'organisme plus ou moins de sels de fer, il faut surtout que ceux-ci soient tolérés ou tout au moins qu'ils servent à protéger le fer alimentaire qui d'après les théories récentes est le seul utilisable. On aura encore à tenir compte dans le choix de la cure thermale de la nature de l'anémie et de sa cause, car certaines anémies sont dues à une affection chronique; c'est donc à celle-ci qu'on s'attaquera tout d'abord.

La cure sulfureuse légèrement alcaline ou ferrugineuse s'appliquera aux anémies survenues après les maladies aiguës à convalescence pénible, après les hémorrhagies suites d'opérations graves ou de plaies, après les hémorrhagies utérines suites de couches pénibles ou de la ménopause. Elle s'appliquera encore aux anémies par insuffisance alimentaire, par privation d'air et de lumière. (Luchon, Eaux-Chaudes, Cauterets, Challes). S'il existe une anémie liée à une maladie chronique, Ax, Saint-Sauveur, Uriage, Aix-les-Bains, seront conseillés ; si l'anémie relève d'un trouble digestif, Vichy, avec sa forte teneur en bicarbonate associée aux sels de fer des sources Mesdames et Lardy pourra rendre les plus grands services; enfin, dans les cas où l'anémie résultera de la diminution de l'hémoglobine ou de la rareté des globules sanguins sans qu'une autre affection chronique puisse être invoquée comme cause, on s'adressera de préférence aux eaux ferrugineuses à proprement parler, ou aux eaux arsenicales ferrugineuses telles que Bussang, Lamalou, Luxeuil, Forges-les-Eaux, etc. Dans la chlorose on associera au traitement ferrugineux la cure sédative ou la cure alcaline suivant que l'élément nerveux ou les troubles digestifs seront prépondérants.

INTOXICATIONS

On pensait autrefois que la cure minérale pouvait se montrer efficace aux cours de quelques intoxications médicamenteuses (mercure) ou professionnelles (plomb). On attachait, par exemple, une grosse importance au traitement sulfureux pour la cure de la syphilis et l'on entrevoyait deux avantages à celle-ci : en effet, à cause de la solubilisation des sels de mercure absorbés antérieurement, ceux-ci devenaient d'une part plus faciles à éliminer, et d'autre part plus aisément absorbables, d'où l'action curative accentuée. Une conception physiologique identique fut échafaudée contre l'intoxication plombique (saturnisme); malheureusement, ces théories ingénieuses ne furent pas corroborées par les faits cliniques. En effet, trop de cures thermales diverses peuvent se réclamer de bons effets produits chez ces intoxiqués, pour qu'on puisse y voir autre chose que l'amélioration de l'état général par le relèvement des fonctions digestives, circulatoires et respiratoires ; n'est-ce pas d'ailleurs de cette façon que peuvent agir les eaux dans les troubles gastriques dus à l'intoxication lente par l'alcool, dans les troubles cardiaques dus à l'abus du tabac, dans l'anémie et la cachexie due à l'intoxication par l'opium ou par la morphine? La cure thermale dans ces divers cas, quelque utile qu'elle puisse paraître, ne sera indiquée que pour lutter contre le mauvais état général ou pour rétablir le fonctionnement de tel ou tel organe plus particulièrement touché.

Les eaux sulfureuses, chlorurées-sodiques, arsenicales, seront conseillées dans l'intoxication par le mercure et le plomb; la cure alcaline sera recommandée pour lutter contre le mauvais état de l'appareil digestif dans l'intoxication par l'alcool et la morphine, enfin les eaux chlorurées-sodiques arsenicales et ferrugineuses seront utiles aux intoxiqués débilités ou anémiés.

MALADIES DE L'APPAREIL DIGESTIF

Après avoir passé en revue les maladies générales, voyons maintenant quelles cures thermales peuvent être appliquées aux maladies des organes considérés isolément d'après les grandes fonctions de l'organisme : fonction digestive, respiratoire, circulatoire, urinaire, etc.

Parmi les affections du tube digestif, passons rapidement sur les stomatites, les maladies des glandes salivaires, les angines que nous retrouvons plus loin, et arrivons aux maladies de l'estomac.

MALADIES DE L'ESTOMAC

Gastrites.

Le terme de gastrite qu'on emploie souvent est trop vague pour servir d'indication dans le traitement ; et cependant nous citerons parmi les gastrites chroniques : la gastrite alcoolique dont nous avons déjà parlé, et la gastrite médicamenteuse. Celle-ci s'observe souvent chez les nerveux et les neurasthéniques qui abusent sans raison des médicaments de toutes sortes, ou dans le cours de maladies nécessitant l'absorption fréquente de médicaments nocifs pour la muqueuse gastrique. Les eaux bicarbonatées-sodiques faiblement gazeuses leur sont applicables.

Dyspepsies.

Presque toutes les dyspepsies sont justiciables de la cure thermale, mais encore est-il nécessaire d'établir entre elles une classification, car elles sont dissemblables dans leurs symptômes et les médications à leur appliquer sont différentes suivant les cas ; en effet, le fonctionnement normal de l'estomac est lié à plusieurs facteurs : sécrétion, sensibilité, motricité, qui peuvent se montrer en défaut ensemble ou séparément ; elles donnent lieu ainsi à des formes différentes de dyspepsie d'autant plus variables que chacune de ces fonctions peut pécher par excès ou par défaut ? De là des formes très nombreuses dans les dyspepsies.

Parmi elles deux surtout retiendront notre attention parce qu'elles sont les plus fréquentes : 1° la dyspepsie avec exagération de la sécrétion acide de l'estomac (acide chlorhydrique) qu'on appelle hyperpepsie ou mieux hyperchlorhydrie; 2° la dyspepsie avec exagération de la sensibilité et la viciation de la motricité, nommée dyspepsie sensitivo-motrice.

Le symptôme le plus important de la première est constitué par des crampes violentes survenant avant les repas ou deux à trois heures après (douleurs tardives).; ces douleurs sont quelquefois assez violentes pour provoquer des vomissements; les symptômes de la seconde sont : une douleur presque continue à la pression ou à la palpation de la région gastrique, une sensation de pesanteur après les repas, et une telle atonie de l'estomac qu'il se laisse peu à peu distendre et dilater. L'estomac de ces dyspeptiques est un organe paresseux dans sa sécrétion, paresseux dans ses contractions, paresseux par conséquent à évacuer son contenu dans l'intestin.

Les eaux alcalines fortes seront opposées à l'hyperchlorhydrie légère dont elles calmeront les crises douloureuses; l'eau devra être prise pendant ou après les repas, et à dose suffisante pour neutraliser l'acide du suc gastrique; on évitera d'en faire absorber avant le repas à cause de l'effet sécrétoire du bicarbonate de soude sur les glandes gastriques. Malheureusement le traitement alcalin ne donnera pas de résultat dans certaines dyspepsies hyperchlorhydriques intenses avec stase gastrique acccentuée. Vichy en France, Carlsbad en Autriche, sont les deux stations qui reçoivent le plus grand nombre de ces dyspeptiques, mais en somme leurs indications sont limitées aux formes légères d'hyperchlorhydrie.

La dyspepsie hypochlorhydrique ou sensitivo-motrice, au contraire, peut être non seulement améliorée mais guérie par la cure bicarbonatée sodique (Vichy); celle-ci en effet agit en augmentant la sécrétion acide, en provoquant les contractions de l'estomac, en hâtant son évacuation et en améliorant d'une façon incontestable l'état général. Avec Vichy, citons encore en France : Vals, Pougues, Vic-le-Comte, Saint-Nectaire, et quelques eaux chlorurées-sodiques comme Bains-les-Bains, Bourbon-l'Archambault, Balaruc, et à l'étranger : Kissingen, Wiesbaden, enfin les eaux bicarbonatées-chlorurées et sulfatées de Carlsbad.

Gastralgie.

La gastralgie n'est pas une maladie proprement dite de l'estomac, c'est un symptôme douloureux survenant au cours de certaines dyspepsies. Gastralgie signifie douleur de l'estomac, c'est donc un symptôme commun à beaucoup d'affections de cet organe ; les eaux bicarbonatées fortes peu gazeuses et chaudes sont celles qui calment le mieux la douleur gastrique considérée en elle-même.

Dilatation de l'estomac.

Il en est de même de la dilatation de l'estomac ; nous avons vu qu'elle se manifestait dans les dyspepsies, par la perte de tonicité ou le manque de contractions des parois de l'organe, par l'insuffisance comme par l'exagération de sa sécrétion. On lui opposera la cure bicarbonatée-sodique, la cure bicarbonatée-chlorurée et quelques eaux sulfurées faibles ou ferrugineuses.

Ulcère de l'estomac.

L'ulcère de l'estomac dans sa période aiguë ne doit pas être traité par la cure thermale. Le repos au lit, la diète absolue ou la diète lactée, les applications locales très chaudes ou très froides, les sels alcalins à haute dose, résument toute sa thérapeutique; mais, comme en définitive, l'ulcère de l'estomac se montre le plus souvent chez les dyspeptiques hyperchlorhydriques, la cure thermale pourra être indiquée d'une manière préventive chez ces dyspeptiques au début, pour éviter l'exagération de la sécrétion trop acide; elle pourra encore être d'un grand service après la convalescence de l'ulcère pour en éviter le retour (eaux bicarbonatées fortes peu gazeuses, chaudes autant que possible).

Viciation de l'appétit.

L'appétit peut provoquer des troubles gastriques quand il pèche par excès ou par défaut. L'appétit exagéré des diabétiques, ou boulimie, peut provoquer des désordres gastriques parmi lesquels se rencontre la dilatation de l'estomac; l'appétit exagéré des hyperchlorhydriques est une sensation de vide gastrique de « besoin » survenant un peu avant les repas ou encore pendant le repas (certains malades continuent à avoir faim même après un repas copieux). L'appétit exagéré est modifiable par les alcalins (Vichy) pris, non pas surtout à hautes doses, mais à doses fractionnées et souvent répétées.

L'absence d'appétit ou inappétence est surtout commune aux dyspeptiques dont la digestion est lente par défaut de sécrétion acide ou par absence de contractions. Or parmi les apéritifs physiologiques nous avons déjà signalé dans un chapitre précédent : 1° l'eau, même peu minéralisée, absorbée avant les repas (eau chaude ou eau froide) ; 2° le bicarbonate de soude, qui augmente la sécrétion acide ; 3° l'acide carbonique qui excite les contractions. On peut donc tirer une action apéritive assez énergique de l'usage des eaux froides chargées de gaz, de même que des eaux bicarbonatées-sodiques telles que Vichy, Vals, Pougues, Saint-Nectaire, etc.

Vomissements périodiques.

Le vomissement est un symptôme commun à presque toutes les affections gastriques. Nous ne l'envisagerons que dans une seule de ses formes à laquelle la cure thermale peut s'appliquer particulièrement : il s'agit de cette maladie fréquente chez beaucoup d'enfants entre 4 et 10 ans qui a reçu le nom de « vomissements périodiques ». La nature de cette affection est encore obscure ; pendant longtemps on a cru pouvoir la caractériser comme un empoisonnement provoqué par l'acétone, parce que chez tous ces petits malades on retrouvait ce produit volatil dans les urines ; mais actuellement il semble démontré que l'acétone n'est pas la cause de la maladie, et que sa présence dans l'urine n'est due qu'à l'inanition provoquée par 2 ou 3 jours d'intolérance gastrique, ou par la prescription d'une diète absolue.

Dans de nombreux cas ces vomissements coïncident avec une augmentation du volume du foie, et même avec un certain degré d'ictère (jaunisse); très souvent, pendant la crise, les matières sont décolorées et les urines très foncées ; la congestion du foie semble donc manifeste. Celle-ci est-elle la cause initiale des vomissements ? n'est-elle au contraire que le résultat secondaire d'une auto-intoxication intestinale? Il est bien difficile de le préciser ; quoiqu'il en soit, il est certain qu'en agissant sur le foie, surtout par la cure bicarbonatée sodique dont Vichy est le type, ou dans quelques cas encore par certaines eaux calciques (Vittel, Contrexéville), ou certaines eaux bicarbonatées-sulfatées (Chatel-Guyon, Carlsbad), on arrive non seulement à diminuer sensiblement le nombre et la durée des crises de vomissements, mais, dans la plupart des cas, à les supprimer complètement.

MALADIES DE L'INTESTIN

Aux dyspepsies que nous venons d'examiner ajoutons-en une autre qui va figurer parmi les maladies de l'intestin. Nous voulons parler de la dyspepsie gastro-intestinale ou mieux dyspepsie duodénale, à cause de cette courte portion de l'intestin (duodénum) qui fait immédiatement suite à l'estomac, et dont l'importance est d'autant plus grande qu'elle est très riche en glandes et qu'elle reçoit la sécrétion du foie et du pancréas.

Dyspepsie duodénale.

La dyspepsie duodénale (1) se caractérise par la modification de l'appétit, par des douleurs dont le siège est au niveau de l'ombilic, par des nausées, des vomissements et souvent de violentes démangeaisons nocturnes, enfin par des crises de diarrhée ou de constipation. La dyspepsie duodénale revêt des allures particulières et donne aux symptômes intestinaux un caractère spécial suivant que la sécrétion de l'intestin lui-même, du foie, ou du pancréas est insuffisante ou exagérée (2). Nous retrouverons dans les lignes qui suivent les indications des cures thermales utiles au traitement de cette affection; disons cependant, qu'on s'adressera surtout aux eaux dont les principes minéraux ont une action marquée sur la sécrétion intestinale, biliaire ou pancréatique (eaux bicarbonatées-sodiques).

Entérites.

Ces notions sur la dyspepsie duodénale nous

(1) R. Gaultier, *Essais de coprologie clinique.*

(2) Cette dyspepsie duodénale ne peut être caractérisée sûrement que par l'examen méthodique des matières fécales (*Coprologie*). R. Gaultier, *loc. cit.*

permettent de passer sous silence un grand nombre de maladies mal différenciées et caractérisées seulement par ces trois symptômes intestinaux : douleur, diarrhée et constipation. Nous éliminerons de même certaines diarrhées secondaires à une maladie générale ou infectieuse, ou à une lésion viscérale importante (foie, cœur, reins) pour ne nous occuper que des entérites proprement dites.

On peut d'après leurs symptômes dominants assigner aux entérites telle ou telle cure thermale qui leur conviendra davantage; par exemple, si les eaux de Plombières jouissent d'une réputation incontestée dans le traitement des entérites en général, elles se montrent particulièrement efficaces lorsque le symptôme douleur abdominale est exagéré, et en particulier chez les malades rhumatisants; s'agit-il d'une entérite avec congestion abdominale et constipation tenace, Chatel-Guyon, Carlsbad, Marienbad seront indiqués; l'entérite est-elle due à la dysenterie ou au paludisme, Vichy donnera les meilleurs résultats; si la constipation est due à la paresse intestinale, au manque de tonicité des parois de l'intestin, Chatel-Guyon, Brides amèneront une amélioration notable.

Constipation.

D'après ce que nous venons de dire des entérites il est facile de voir que la constipation n'est pas une maladie; c'est un symptôme caractérisé par la longueur que mettent les déchets alimentaires à traverser l'intestin. Cette lenteur est due au mauvais fonctionnement d'autres organes : estomac, intestin, foie, pancréas, ou à l'insuffisance d'une des fonctions de l'intestin. La cure thermale de la constipation doit donc se faire d'abord par le traitement de la maladie causale, et nous l'avons déjà vu en partie : cependant, dans quelques cas, la constipation habituelle s'exagère tellement par elle même, et ses causes sont tellement multiples, venant d'une mauvaise hygiène alimentaire ou d'un trouble léger dans le fonctionnement de tous les viscères en général, qu'elle revêt les allures d'une maladie spéciale et impose la nécessité d'une cure. On choisira dans ce but les eaux bicarbonatées-sulfatées (Chatel-Guyon, Brides, Carlsbad) ou encore quelques eaux calciques, et on ajoutera aux effets de l'eau prise en boisson, les pratiques d'hydrothérapie dont l'action tonique et excitante sera d'un grand secours. On conseillera aussi, avec la douche ascendante et le lavage intestinal, le massage et l'électrothérapie qui ont donné dans ces derniers cas des résultats excellents.

Diarrhée.

La diarrhée qui souvent alterne avec la constipation ou qui lui succède relève fréquemment des mêmes causes, mais elle est une façon différente de réagir de l'intestin. En général elle procède d'un trouble dû à une secrétion exagérée (sécrétion intestinale, biliaire, pancréatique), sauf cependant dans la diarrhée par absence de sécrétion acide de l'estomac. Dans quelques cas d'entérite elle s'accompagne d'une quantité de mucus considérable, pouvant même se concréter en fausses membranes qui tapissent l'intestin et sont rejetées sous formes de débris ressemblant à des doigts de gants plus ou moins morcelés. La diarrhée s'accompagne souvent de douleurs (coliques) et de ce fait elle est justiciable de la cure de Plombières ; souvent elle est la suite d'une dysenterie contractée dans les pays chauds ou la conséquence indirecte d'une maladie paludéenne : elle sera améliorée par Vichy. On conseillera Chatel-Guyon dans la diarrhée suite d'entérite chez les enfants ; enfin, dans certaines diarrhées avec anémie, les eaux ferrugineuses seront souvent très utiles pour remonter l'état général. La cure comprendra non seulement la boisson de l'eau mais encore l'hydrothérapie sous forme de bains de piscines, de douches ascendantes, ou de lavages intestinaux.

Hémorrhoïdes.

On appelle hémorrhoïdes la dilatation anormale et excessive des veines de la partie terminale du gros intestin et des veines de la région de l'anus ; elles sont causées le plus souvent par une gêne dans la circulation veineuse de l'abdomen ; comme on les rencontre très souvent au cours des maladies du foie c'est en améliorant les fonctions de cet organe par les eaux bicarbonatées-sodiques qu'on arrivera le mieux à les modifier ; on peut encore leur appliquer les irrigations très chaudes d'eau minérale (douche ascendante).

MALADIES DU FOIE

On ne doit pas conseiller les eaux minérales à tous les malades atteints de maladie du foie, car pour ne citer que les affections les plus connues : le cancer, les kystes hydatiques, la cirrhose au stade ultime de son évolution, sont aggravés par la cure thermale; mais cette dernière est au contraire d'une grande efficacité dans la plupart des maladies où la congestion du foie active ou passive ne peut être mise en doute.

Congestion.

Sous l'influence des affections gastriques, mais plus encore des affections de l'intestin et des intoxications, sous l'influence d'un trouble circulatoire abdominal léger dû au fonctionnement irrégulier du cœur, le foie peut s'engorger; il peut se congestionner activement à la suite d'une infection ayant retenti sur l'intestin d'abord, puis sur les voies biliaires, ou au cours d'une gravelle hépatique; enfin la congestion peut encore exister comme complication d'une maladie des pays chauds (dysenterie, paludisme), quand elle n'est pas due simplement à une prédisposition de l'arthritisme entretenue par une hygiène alimentaire défectueuse.

Quand il s'agit de congestion sans lésion apparente du foie, ou lorsque la congestion est due à un trouble ou à une infection d'origine intestinale, c'est aux eaux de Vichy qu'il faut avoir recours. Il en est de même si la congestion est causée par un engorgement des voies biliaires ou lorsqu'elle est secondaire à la dysenterie ou au paludisme. La cure de Carlsbad peut convenir à des cas semblables, cependant on l'appliquera plus particulièrement à certaines formes de congestion survenant au retour d'âge chez les femmes, ou chez certains obèses pléthoriques, gros mangeurs et constipés. Dans une certaine mesure les eaux calciques, les eaux sulfatées et chlorurées, les eaux arsenicales peuvent rendre les mêmes services (Vittel, Contrexéville, Capvern, La Bourboule en France; Marienbad, Ems à l'étranger).

Lithiase biliaire.

On appelle gravelle biliaire ou lithiase biliaire une maladie caractérisée par la formation dans la vésicule et dans les canaux biliaires de calculs ou pierres de dimensions variables (boue, sable, graviers, calculs).

On pensait autrefois que leur formation était due au catarrhe de la muqueuse des conduits biliaires, mais il semble bien établi actuellement que ce catarrhe, cette inflammation de la muqueuse qui provoque la formation des calculs, est sous la dépendance immédiate d'une infection par des microbes venus pour la plupart de l'intestin. Il existe peu de médicaments et peu de médications qu'on puisse opposer à la lithiase biliaire avec autant de certitude que certaines cures thermales; celles-ci en effet agissent d'une façon complexe, car en augmentant la sécrétion du foie, elles favorisent l'expulsion des boues, du sable, des graviers, des calculs; elles changent la constitution chimique de la bile et l'aident à dissoudre les mucosités qui encombrent les canaux biliaires; enfin elles modifient l'état de l'intestin, et, en assurant son fonctionnement normal, elles tendent à le débarrasser de la flore microbienne qu'il contenait en excès. Elles empêchent donc pour un temps indéterminé l'infection des conduits biliaires; et elles remontent l'état général du malade.

Colique hépatique.

La colique hépatique est un accident dû à la migration d'un calcul dans les voies biliaires. Son symptôme dominant est la douleur, et celle-ci est d'autant plus forte que la migration est plus pénible, le calcul à éliminer étant plus gros. Quand le calcul est de volume moyen et que sa migration est relativement rapide, les voies biliaires ne se trouvent obstruées que pendant un temps insuffisant pour provoquer l'ictère (jaunisse), mais il n'en est plus de même quand le calcul s'arrête pendant quelques jours, surtout dans la dernière partie de son trajet. Quand le calcul engagé est d'un trop gros volume pour passer dans les voies biliaires, celles-ci peuvent se trouver obstruées d'une façon totale ; la douleur et souvent la jaunisse persistent jusqu'au moment où le calcul se dégage et revenant en arrière retourne dans la vésicule biliaire. Il est facile de comprendre que dans cette circonstance la cure thermale est contre-indiquée, car elle produirait fatalement une augmentation des douleurs dues aux efforts d'expulsion sans que le malade puisse se débarrasser de son caillou.

Le traitement thermal de la lithiase biliaire doit donc

être réservé aux cas dans lesquels on peut espérer l'évacuation de pierres d'un volume moyen, car on ne doit pas songer à faire dissoudre par une cure thermale un calcul trop volumineux pour passer par les voies naturelles (ceci est l'affaire du chirurgien), mais par contre on est en droit d'escompter l'action dissolvante d'une bile abondante et bien fluide sur les mucosités qui agglomèrent des calculs de petite taille, et les réunissent en une masse plus ou moins compacte impossible à évacuer.

La cure thermale ne doit pas être conseillée immédiatement après une crise violente de coliques hépatiques, il faut toujours attendre que les symptômes douloureux soient apaisés et que toute irritation des voies biliaires soit effacée ; cette précaution est nécessaire pour le déblaiement que la cure ne peut manquer d'assurer, quelquefois d'une façon immédiate, souvent aussi quelques mois après. Il ne faut donc pas être surpris si une crise de coliques hépatiques survient pendant le traitement thermal ; c'est au médecin à qui a été confié le soin d'administrer les eaux qu'il appartient de diriger la cure, pour lui faire donner avec le moins de symptômes douloureux les meilleurs résultats possibles.

Suivant les cas on choisira pour la cure soit les eaux bicarbonatées-sodiques de Vichy dont la réputation ancienne est largement méritée, soit les eaux bicarbonatées-sulfatées-chlorurées de Carlsbad, soit encore les eaux calciques de Vittel, Contrexéville, Capvern, ou l'eau oligo-métallique d'Evian lorsque l'irritabilité des voies biliaires et la tendance marquée aux crises douloureuses fréquentes fera craindre l'action forte et rapide des eaux alcalines. La cure sera faite par boisson d'eau à laquelle on ne manquera pas d'associer l'action sédative des grands bains chauds.

Ictère.

Ce que nous avons dit dans les lignes qui précèdent sur la congestion du foie et sur la colique hépatique nous dispense d'insister sur la cure thermale de l'ictère. Son traitement se confond en effet avec le traitement de la congestion du foie ou de la lithiase biliaire. Il nous faut cependant citer encore les ictères qui ont pour origine une insuffisance dans le fonctionnement du foie (ictères par anhépatie ou ictères légers de la cholémie familiale de Gilbert et Lereboullet) qui peuvent être améliorés soit par les eaux alcalines, soit encore par les eaux calciques.

MALADIES DE L'APPAREIL RESPIRATOIRE

Nombreuses sont les affections de l'appareil respiratoire dont la guérison souvent, l'amélioration toujours, peut être obtenue par le traitement hydro-minéral : nous ne citerons cependant que les principales.

Coryza chronique.

On désignait autrefois sous le nom de coryza chronique une inflammation de la muqueuse nasale caractérisée par un écoulement presque continu de sérosités accompagné de l'épaisissement de la muqueuse. En dehors de la syphilis héréditaire ou acquise et de la tuberculose, on ne lui connaît pas d'autre cause qu'un mauvais état des voies respiratoires, souvent sous la dépendance de l'arthritisme ou de la goutte. On usera donc avec succès des irrigations nasales, des pulvérisations ou du humage tels qu'on les pratique aux eaux sulfureuses, on pourra aussi, suivant les cas, faire profiter les malades d'une cure chlorurée ou ferrugineuse.

Ozène.

Ce même traitement thermal s'applique encore à l'ozène, affection due à un défaut de conformation des fosses nasales permettant la stagnation et la putréfaction des mucosités et décélée par l'odeur épouvantable qui caractérise cette maladie.

Pharyngites chroniques.

L'inflammation de la muqueuse des fosses nasales peut, à la longue, envahir aussi la pharynx et même le larynx, provoquant, par la gêne de la respiration par le nez, une toux fréquente, souvent même quinteuse pendant la nuit. Comme il suffit le plus généralement de calmer l'irritation de la muqueuse du pharynx pour amener la cessation de la toux, il est facile de comprendre comment l'usage des eaux sulfurées peut arriver au même résultat.

Laryngites.

On admettait autrefois que la laryngite chronique était l'apanage des lymphatiques et des scrofuleux;

actuellement il convient de distinguer la laryngite banale de la laryngite tuberculeuse. Cette dernière doit être traitée comme une lésion tuberculeuse, même dans bon nombre de cas où elle se montre avec l'allure d'une laryngite catarrhale simple survenant chez un tuberculeux.

La laryngite chronique non tuberculeuse succède souvent à une laryngite aiguë; elle peut être provoquée par l'abus du tabac ou des liqueurs fortes, par l'abus de la parole ou du chant, ou encore par une gêne dans la respiration nasale nécessitant la respiration par la bouche et permettant l'arrivée d'air froid sur le larynx. Sous l'influence de la cure sulfureuse dont l'efficacité est incontestable (eaux sulfureuses-sodiques : Luchon, Barèges, Cauterets, Eaux-Bonnes, Saint-Honoré; eaux sulfureuses-calciques : Allevard, Enghien) et qu'on appliquera en combinant l'usage interne avec l'inhalation, le humage, la pulvérisation, on verra les symptômes de la laryngite s'amender, la sécheresse de la gorge et l'enrouement disparaître et la toux, l'essoufflement, l'expectoration cesser successivement.

Catarrhe bronchique.

On traitait autrefois par la cure thermale aux eaux sulfureuses nombre de catarrhes bronchiques ou de bronchites chroniques. Aujourd'hui leur nombre est réduit, car la tuberculose pulmonaire qui comptait au nombre de ces affections en est maintenant distraite.

On avait cependant obtenu de bons effets de l'usage de
certaines eaux sulfureuses ; mais cette amélioration due
à l'apaisement des phénomènes irritatifs des bronches
et à la diminution de la toux, à l'amplification de la
respiration, au changement de régime, à l'hygiène meilleure, et surtout au séjour dans les montagnes n'était
jamais que passagère.

Nous n'envisagerons donc dans ces quelques lignes
que le catarrhe bronchique non tuberculeux en élimi-
nant aussi d'ailleurs la bronchite chronique due à une
maladie du cœur. Le catarrhe bronchique est une inflammation chronique de la muqueuse des bronches,
caractérisée par la toux, par une certaine gêne dans la
respiration et par l'expectoration de mucosités assez
abondantes, mais mousseuses, transparentes, très rarement louches. Le catarrhe bronchique peut persister
à l'état chronique après une bronchite aiguë ; primitivement local et accidentel, il peut emprunter à un
état général médiocre une raison de fixité, à moins
qu'il trouve celle-ci dans la présence d'une diathèse
(arthritisme, rhumatisme, goutte). Le catarrhe bronchique résiste souvent aux médications les mieux diri-
gées, les mieux suivies : la cure thermale s'impose alors.

L'eau la plus employée est l'eau sulfureuse. Elle agit
par l'acide sulfhydrique (hydrogène sulfuré) inhalé et
éliminé par le poumon, car en fluidifiant les sécrétions
bronchiques, elle assure une respiration plus complète,
plus ample, et par conséquent une meilleure oxygé-

nation du sang ; si elle détermine momentanément une légère irritation de la muqueuse des voies respiratoires, secondairement elle a une action sédative manifeste ; enfin elle active les fonctions de la peau, facilite la circulation sanguine périphérique et contribue à améliorer sensiblement l'état général. Luchon, Cauterets, Saint-Sauveur, Amélie-les-Bains, Allevard Enghien, Saint-Honoré sont les plus fréquentées parmi les eaux sulfureuses, mais il nous faut citer encore le Mont-Dore et Royat dont la réputation n'est plus à faire, et Ems en Allemagne.

Asthme.

L'asthme se montre souvent au cours des affections chroniques du poumon ; c'est dans certains cas le compagnon habituel du catarrhe bronchique. Avant de chercher à en instituer le traitement thermal, il est indispensable d'établir une distinction entre l'asthme vrai et certaines crises d'étouffement comme celles qui surviennent : chez les malades atteints d'une lésion du cœur, chez certains nerveux impressionnés par une odeur ou par une sensation de « manque d'air », de « renfermé », chez certains tuberculeux, enfin chez quelques malades atteints de coryza chronique régulièrement périodique (asthme des foins).

L'asthme vrai peut apparaître comme une manifestation de l'arthritisme un peu de la même façon que la goutte, le rhumatisme, le diabète, l'obésité ; cependant, comme on ne connaît encore d'une façon certaine, ni l'origine de cette affection ni la cause déterminante de ses crises, on en est réduit à lui appliquer un traitement que l'expérience clinique a montré efficace dans un grand nombre d'occasions. D'un autre côté, comme il est certain que le mauvais état des voies respiratoires coïncide souvent avec l'asthme, et que les crises se montrent fréquemment chez les sujets nerveux ou arthritiques, on orientera le choix de la cure, suivant les cas, vers les stations pouvant procurer l'amélioration recherchée de cet état particulier. Trois groupes d'eaux peuvent revendiquer la cure de l'asthme : les sulfurées-sodiques ou calciques, les bicarbonatées-chlorurées, les arsenicales. La cure sera faite de boisson d'eau, de bains et de douches, mais surtout d'inhalations, de humages, de pulvérisations. Dans certains cas d'asthme nerveux on trouvera dans l'inhalation ou le bain d'acide carbonique un adjuvant des plus précieux à la cure sulfureuse.

Emphysème.

Ce que nous venons de dire à propos de l'asthme peut s'appliquer jusqu'à un certain point à l'emphysème pulmonaire car, bien que cette affection soit le plus souvent secondaire à une lésion du poumon, et que la cure thermale ne soit véritablement applicable qu'à la madadie causale, on pourra cependant en tirer de bons effets au point de vue des symtômes locaux : essoufflement, catarrhe bronchique, crises de suffocation. — Nous y renvoyons le lecteur.

Tuberculose pulmonaire.

Il y a peu d'années encore le nombre des tuberculeux pulmonaires qui fréquentaient nos stations thermales était considérable. On y voyait des tuberculeux avérés, déjà minés et épuisés par cette terrible maladie, coudoyer autour des sources des malades nettement contagionnés mais encore valides, et des affaiblis, des lymphatiques, des scrofuleux, en quête d'une amélioration de leur état général, désireux de trouver avec celle-ci la diminution d'une toux de mauvais aloi qu'on attribuait encore au « rhume mal soigné ».

Peu à peu cependant, avec la connaissance de l'origine microbienne de la maladie, avec les notions plus scientifiques du début clinique de l'affection, on en arriva à délaisser complètement les stations thermales pour ne plus voir qu'une planche de salut : la cure d'air ou la cure d'altitude, le régime de suralimentation, en un mot le sanatorium. Et cependant les améliorations des malades soignés dans nos stations étaient autrefois assez nombreuses, assez évidentes dans certains cas, pour forcer l'oubli dans lequel les eaux minérales étaient tombées; aujourd'hui on est revenu de la mode et de l'engouement du sanatorium, et avec un peu plus de sens pratique, on semble reconnaître que certaines formes de tuberculose peuvent être améliorées, guéries même, par l'usage de quelques eaux combiné avec la cure d'altitude, la cure d'air, et une hygiène alimentaire raisonnable; non pas qu'une eau quelconque puisse

atteindre et détruire le bacille de Koch, car on ne connaît encore aucune médication spécifique de la tuberculose, mais parce que l'amélioration de l'état général
et la modification des symptômes pulmonaires, peut
faire pour la guérison de cette maladie autant sinon
plus que la cure au sanatorium.

« Longtemps on a cru trouver dans la teneur en sels
minéraux la seule raison de l'action toujours constatée
des eaux thermales. Les données actuelles sur la démi-
néralisation des tuberculeux donnent incontestable-
ment un regain de jeunesse à cette conception tradi-
tionnelle; mais il y a plus, et les récentes recherches
sur la radio-activité des eaux, sur les gaz rares qu'elles
contiennent, laissent pressentir tout un ensemble de
conditions physico-chimiques capables de donner dans
un temps déterminé la clé de bien des problèmes de
thérapeutique hydro-minérale. » (E. PERPÈRE : Indications du traitement hydro-minéral dans la tuberculose
pulmonaire, *Médecin Praticien*, 17 mars 1908).

La cure thermale est indiquée préventivement d'abord
chez les prédisposés, et par là nous entendons désigner
non seulement les sujets issus de souche tuberculeuse
ou en contact avec la tuberculose familiale, mais
encore certains anémiques affaiblis par une convalescence de maladie infectieuse ou par une croissance trop
rapide.

Les eaux chlorurées-sodiques trouvent ici leur indication : Salins, Salies-de-Béarn, Salins-Moutiers,

Uriage et particulièrement Biarritz à cause de l'air de la mer. Les malades dont le chimisme respiratoire est défectueux, ceux qui pèchent par excès d'oxydation, les « comsomptifs » ainsi que les nomme le professeur Albert Robin, devront être dirigés vers une eau arsenicale, Mont-Dore ou La Bourboule ; enfin dans quelques cas d'anémie chez les prédisposés, on conseillera les eaux ferrugineuses et arsenicales de Saint-Nectaire, de Royat, de Forges-les Eaux, de Bussang.

La cure thermale est encore indiquée non plus chez les prédisposés mais encore chez les tuberculeux avérés à cette condition cependant : que la tuberculose soit encore peu accentuée, qu'elle évolue d'une façon chronique, que le malade n'ait pas de fièvre, pas de volumineux crachements de sang, enfin que son larynx et son intestin soient indemnes de lésions tuberculeuses associées.

On conseillera les eaux sulfurées, dont l'action est stimulante, aux malades dont la tuberculose évolue d'une façon lente et torpide sans réaction d'aucune sorte ; la cure faite à ces eaux donnera à l'organisme affaibli le coup de fouet nécessaire pour lui permettre de secouer le joug de cette invasion tuberculeuse et l'on pourra choisir parmi les stations du massif des Pyrénées : Eaux-Bonnes, Cauterets, Luchon, Amélie-les-Bains, Ax dont le succès d'antan n'est pas oublié ; mais Challes, Allevard, Enghien, Pierrefonds, Saint-Honoré, donneront aussi des résultats encourageants.

On conseillera les eaux arsenicales de La Bourboule et surtout du Mont-Dore dans les formes de tuberculose congestive, chez ces malades qui réagissent violemment, qui toussent par quintes, qui présentent des poussées fébriles intenses, qui se congestionnent facilement, et qui crachent perpétuellement de petites quantités de sang. Au Mont-Dore la cure d'eau se complètera de la cure d'altitude (la station est à 1050 mètres) dont on connaît toute l'importance au point de vue de la mécanique respiratoire et de la richesse globulaire du sang. L'action décongestive des eaux, l'effet tonique et sédatif des vapeurs sur les voies respiratoires, l'action révulsive indirecte de la balnéation joints à l'hygiène alimentaire, fera le reste et donnera dans bien des cas proportionnellement plus d'amélioration que la cure de sanatorium.

Il y a peu d'autres stations thermales qui puissent réclamer le traitement de la tuberculose pulmonaire, car si les eaux alcalines et les eaux calciques peuvent dans quelques circonstances être utiles aux prédisposés, pour redresser un fonctionnement défectueux du tube digestif ou pour combattre la diathèse urique, elles sont non seulement inefficaces mais encore nuisibles toutes les fois que la tuberculose est cliniquement confirmée ; et cependant on doit encore songer à elles dans certains cas un peu particuliers, comme, par exemple, chez ces malades non tuberculeux mais affaiblis, auxquels une cure de suralimentation inconsidérée a été prescrite à titre de traitement préventif d'une tuberculose probable, car après avoir engraissé d'une façon anormale, ils finissent presque toujours par maigrir du fait de la dyspepsie consécutive, quand ils ne sont pas atteints par la congestion hépatique et par la lithiase biliaire ou rénale.

MALADIES DE L'APPAREIL CIRCULATOIRE

Maladies du cœur.

Les maladies du cœur peuvent être améliorées jusqu'à un certain point par l'hygiène thermale et par quelques cures que nous allons signaler. Nous n'avons pas l'intention de passer en revue dans ces quelques lignes toutes les affections du muscle cardiaque, de son enveloppe (péricarde), et de ses valvules, pour indiquer quel genre de cure opposer à chacune de ces maladies, mais de résumer brièvement les indications thérapeutiques générales à quelques-unes d'entre elles au point de vue de l'hygiène par l'hydrothérapie. (Pour de plus amples détails consulter FIESSINGER, *Hygiène du cardiaque.* Collection d'hygiène pratique et familiale.)

On dit qu'il y a lésion du cœur lorsque le muscle cardiaque n'a pas la force suffisante pour se contracter convenablement, ou lorsque ses valvules ne jouent qu'incomplètement le rôle de soupapes ou de clapets nécessaire à son fonctionnement. Il peut encore y avoir lésion cardiaque lorsque l'ondée sanguine rencontre

sur sa route un obstacle (rétrécissement ou défaut d'é-
lasticité des vaisseaux); dans ce cas le cœur se fatigue,
il se dilate, ses valvules fonctionnent moins bien et la
lésion cardiaque, accidentelle d'abord, devient définitive.

Dans les maladies du cœur il faut distinguer celles
qui sont latentes, c'est-à-dire qui existent sans donner
lieu à des symptômes anormaux, puis celles qui se
révèlent de temps en temps à l'occasion d'une maladie aiguë, d'un effort, d'un surmenage physique ou
moral, par des symtômes faciles à remarquer, mais qui
cèdent rapidement sous l'influence d'un traitement
approprié (essoufflement, palpitations, enflure des
jambes, albumine dans les urines); ce sont les affections
du cœur compensées. Quant aux maladies du cœur
dans lesquelles ces divers symptômes s'observent en
permanence et prennent même parfois une intensité
très grande, elles constituent pour le traitement thermal une véritable contre-indication; les malades qui en
sont atteints sont de vrais infirmes, tout travail, toute
fatigue leur est interdite : la cure minérale leur est né-
faste, elle doit être réservée aux lésions latentes ou
aux lésions compensées.

Le but thérapeutique à atteindre dans les maladies
du cœur est complexe, et consiste à éviter toutes
les causes susceptibles de troubler le fonctionnement du cœur, à entretenir la puissance contractile
du muscle, à réduire autant que possible les obstacles

au libre cours du sang, à modifier les manifestations morbides et les symptômes alarmants dans les crises. Les exercices physiques, l'hydrothérapie, le bon fonctionnement de la circulation sanguine au niveau de la peau, l'intégrité du tube digestif et du système respiratoire, une élimination normale par les reins, telles sont les principales conditions hygiéniques indispensables ; elles sont de celles qu'on doit obtenir par la cure thermale. Elles devront naturellement se doubler d'une hygiène alimentaire rationnelle, dans laquelle on apportera grand soin à écarter les causes d'intoxication et tout particulièrement les poisons du cœur (alcool, thé, café, tabac). Dans le choix de la station thermale il faudra penser au climat (les cardiaques sont vite fatigués par une chaleur excessive) et à l'altitude (ne pas dépasser 800 à 900 mètres sauf exception : faux cardiaques, nerveux, dyspeptiques et malades déjà accoutumés).

A la station, la cure thermale proprement dite devra se composer d'une médication interne modérée (boisson d'eau) mais on insistera particulièrement sur la médication externe (bains minéraux, bains carbo-gazeux, douches, massages, gymnastique suédoise, gymnastique respiratoire (Zander) cure d'air, cure de terrain, etc.).

Sous l'influence du traitement thermal et surtout des bains carbo-gazeux, le pouls se ralentit, les vaisseaux de la peau se dilatent, la sécrétion urinaire se fait plus intense et le cœur soulagé dans sa tâche se repose et reprend des forces ; par l'effet d'une circulation meilleure, les échanges nutritifs entre le sang et les organes se font mieux et plus complètement, et l'état général s'améliore.

Royat où est appliqué le mieux le bain carbo-gazeux est une station presque spécialisée pour les maladies du cœur, Bourbon-Lancy s'adresse aux cardiaques rhumatisants, Evian et Vittel, où les eaux sont surtout prises en boisson, permettent la cure de déchloruration chez les cardiaques atteints d'une maladie des reins, Brides se réclame surtout des obèses avec dilatation du cœur et Bagnoles-de-l'Orne des cardiaques atteints de maladies des veines.

Maladies des artères.

Avec l'âge les vaisseaux sanguins perdent leur élasticité, ils s'encroûtent de dépôts calcaires qui les rendent rigides et moins aptes à porter au loin dans les tissus l'impulsion que la pompe centrale (le cœur) transmet au sang; aussi les organes moins bien nourris deviennent-ils bientôt insuffisants dans leurs fonctions; c'est ainsi que s'explique la sénilité, la vieillesse qui provoque la déchéance progressive de l'organisme.

Cette maladie des artères peut se manifester sous la même forme, avec les mêmes conséquences, à un âge beaucoup moins avancé, on l'appelle alors artério-sclérose. Elle est provoquée par un empoisonnement lent et progressif dont l'origine varie à l'infini et qui reconnaît comme causes : les aliments (acide urique), les professions (plomb), les infections (syphilis, tuberculose), enfin dans certains cas l'alcool, le café, le thé, le tabac. Les principales manifestations de cette maladie se montrent sur les reins (néphrite, albuminurie) sur le cœur, (myocardite, angine de poitrine) sur l'aorte et les gros vaisseaux (anévrismes) enfin sur les centres nerveux et la moëlle épinière (paralysies, gâtisme) ; et cependant tous ces intoxiqués résisteraient plus longtemps à l'empoisonnement, s'ils n'étaient pas avant tout des arthritiques, si leur foie remplissait mieux sa fonction dépuratrice vis-à-vis des poisons dont nous parlions plus haut. On conçoit dès lors la nécessité d'une bonne hygiène chez les prédisposés, et plus encore l'importance de la cure thermale chez les arthritiques menacés plus que tous les autres par l'artério-sclérose. On leur conseillera Vichy ou Carlsbad pour modifier leurs échanges nutritifs et leur permettre de brûler l'acide urique ; mais si la lésion artérielle s'accentue, on prescrira avec avantage la cure diurétique d'Evian, de Vittel, de Contrexéville, qui donnera bien souvent les meilleurs résultats, et pourra, dans une certaine mesure, prévenir les accidents cardiaques par hypertension sanguine (augmentation anormale de la pression du sang dans les vaisseaux).

Maladies des veines.

Comme les artères, les veines peuvent être atteintes dans l'élasticité de leurs parois ou même s'obstruer en partie sinon complètement, car les varices et les phlébites qui les atteignent sont parmi les maladies de ces vaisseaux deux des plus fréquentes. Les premières se compliquent de l'enflure des jambes par mauvaise circulation, elles se rompent quelquefois, souvent s'ulcèrent et dans tous les cas sont pour les malades qui en sont atteints une gêne constante et une source fréquente de douleurs. Quant à la phlébite, qui est produite par une infection microbienne, elle est caractérisée par l'oblitération plus ou moins complète d'une veine; son siège le plus habituel est aux jambes et sa cause la plus fréquente est une infection d'origine utérine. Après la poussée aiguë qui dure un mois ou même davantage et pendant laquelle le repos absolu et l'immobilité sont de règle, les phlébites nécessitent encore de grandes précautions car le membre est resté gros et enflé, les tissus sont durs et épaissis, la circulation s'y fait mal ; c'est alors que l'hydrothérapie et le massage s'imposeront.

C'est aux variqueux et aux phlébitiques que la cure de Bagnoles-de-l'Orne rendra les plus grands services ; on y fera la cure de boisson, mais on aura recours tout particulièrement à l'hydrothérapie spéciale de cette station, qui consiste en massages ou effleurages dans le bain et en douches sous-marines. Les malades atteints d'hémorrhoïdes avec tuméfaction douloureuse et ulcérations de l'anus, ceux aussi qui souffrent de troubles de la circulation sanguine au niveau de la peau des membres inférieurs, y trouveront de même un grand soulagement.

MALADIES DE L'APPAREIL URINAIRE

Néphrites.

On traitait autrefois les maladies du rein par la cure thermale, et on comptait surtout sur l'action diurétique, qu'on nommait alors « diluante et désobstruante », de certaines eaux calciques pour rendre la perméabilité aux canalicules du rein. Les notions actuelles sur l'origine des néphrites, sur la pathogénie des œdèmes et sur les méfaits de l'hypertension sanguine ont dicté plus de prudence dans l'emploi des eaux en boisson et l'on ne voit plus prescrire comme on le faisait autrefois, souvent d'une façon inconsidérée, le lavage rénal, le principe de la « chasse d'eau ». Les seules eaux qui rendent des services dans les néphrites sont les eaux diurétiques très peu minéralisées, et les eaux oligo-métalliques, car elles soustraient par dialyse une partie du chlorure de sodium qui imprègne les tissus; elles sont souvent un adjuvant utile et même nécessaire dans ce qu'on nomme aujourd'hui la cure de déchloruration dans les affections du rein

Lithiase rénale; colique néphrétique.

De même que nous avons vu des concrétions pierreuses se former dans la vésicule biliaire, de même des calculs peuvent prendre naissance dans le rein; sable, graviers, calculs, leur volume et leur forme varient

suivant les circonstances et il en est de même de leur
nature. Les uns sont durs, jaunes ou rouges, et formés
d'acide urique ou d'urates, d'acide oxalique ou d'oxa-
lates : d'autres sont plus friables, blanchâtres et composés de phosphates (phosphates ammoniacaux ma-
gnésiens).

La gravelle urique est classée généralement parmi
les manifestations arthritiques ; comme la goutte, elle
est due à une combustion incomplète des matériaux
azotés des aliments ; elle est donc favorisée par une alimentation généreuse, par le défaut d'exercice et par
l'insuffisance des fonctions de la peau.

La gravelle phosphatique au contraire est provoquée
par une réaction locale pathologique des canaux urinaires infectés, amenant une décomposition locale de
l'urine.

Comme la gravelle biliaire, la gravelle rénale se
manifeste surtout au moment de la migration des
calculs qui gagnent la vessie par un canal long et très
étroit : l'urethère ; ce dernier, tiraillé, distendu, déchiré
même, réagit en provoquant la douleur bien spéciale
de la colique néphrétique. La cure thermale ne s'adresse
donc pas à cette dernière qui n'est que le symptôme,
mais à la maladie causale, à la gravelle urinaire et son
action bienfaisante est explicable par les différents
effets qu'elle produit sur l'état général et sur l'état du
rein. En effet, imprimant aux échanges de l'organisme
une direction nouvelle et une activité plus considéra-

ble, la cure hydro-minérale modifie profondément la nutrition ; les produits de déchet (acique urique et oxalique) sont brûlés plus complètement et n'ont plus tendance à précipiter dans le rein ; d'ailleurs ce dernier, mieux nourri, sollicité dans sa sécrétion par une circulation plus active, voit diminuer l'irritabilité de ses canaux ; ses parois se détergent et perdent leur sécrétion muqueuse, qui non seulement favorisait la formation des calculs mais encore les retenait agglomérés et par conséquent moins facilement éliminables. En conseillant la cure hydro-minérale dans la gravelle urinaire, il faut avoir en vue deux indications assez précises, mais différentes dans le but qu'elles poursuivent :

1° Lutter contre la diathèse arthritique, activer les combustions organiques par une excitation sur la nutrition et sur le foie en particulier : ceci est l'affaire des bicarbonatées-sodiques (Vichy) ;

2° Activer la sécrétion rénale, modifier l'état de la muqueuse, déterminer l'évacuation des mucosités et l'élimination des graviers : ceci est réservé aux eaux calciques (Contrexéville, Vittel, Evian, Capvern) ; enfin on conseillera aux arthritiques débilités les eaux bicarbonatées-chlorurées de Royat ou certaines eaux ferrugineuses froides.

Calculs vésicaux.

Les mêmes indications seront suivies quand, au lieu de calculs uriques et oxaliques, on cherchera à hâter l'évacuation de calculs phosphatiques ; il faut ajouter cependant que ceux-ci se compliquent souvent de concrétions pierreuses dans la vessie, car il est rare que l'infection et le catarrhe du rein ne soient pas accompagnés de l'infection et du catarrhe de la vessie; d'ailleurs celle-ci est souvent la première à se manifester, et l'infection est dite « ascendante » parce qu'elle commence par la vessie et qu'elle remonte jusqu'au rein par l'urethère. L'action locale des eaux calciques sur la muqueuse de la vessie amènera la disparition du mucopus, diminuera l'inflammation, hâtera la dissolution des boues blanchâtres agglomérées par le mucus, et facilitera l'évacuation de l'organe par la tonicité plus grande de ses parois. Enfin, toutes les inflammations légères de la vessie qui ne seront pas sous la dépendance d'une tumeur, d'une lésion ulcéreuse ou d'une infection tuberculeuse, toutes les inflammations liées à l'arthritisme, seront susceptibles de profiter de la même façon du traitement hydro-minéral par les eaux calciques.

MALADIES DE L'APPAREIL GÉNITAL

Les maladies de l'appareil génital pour lesquelles on peut conseiller le traitement thermal sont relativement rares. L'anémie, les troubles nerveux divers, la neurasthénie, peuvent provoquer tantôt les pertes séminales, tantôt l'impuissance. On s'adressera donc de préférence aux eaux ferrugineuses ou arsenicales ou encore aux eaux oligo-métalliques radio-actives dont l'action sédative est bien établie maintenant, à moins cependant qu'il n'existe en même temps un certain degré d'irritation de la vessie et de l'urethère, car dans ce cas on aura recours aux eaux calciques.

MALADIES DES FEMMES

Le grand nombre de stations thermales, qui dans leurs indications particulières réclament le traitement des maladies chroniques de l'utérus, semblerait prouver qu'aucune ne possède en réalité une vertu curative indiscutable : il n'en est cependant pas ainsi, et il serait plus juste de dire que les maladies de l'utérus ont une origine tellement variable, et sont entretenues à l'état chronique par une telle multitude de circonstances diverses, qu'il n'est pas surprenant que des traitements très dissemblables puissent leur être opposés avec un égal succès.

L'utérus malade réagit en effet de plusieurs façons : tantôt par insuffisance ou par exagération dans les hémorrhagies mensuelles, tantôt par hypertrophie de ses tuniques ou de sa muqueuse, tantôt par l'exagération de ses sécrétions. Il réagit encore par la douleur, et celle-ci peut être provoquée par des contractions du muscle ou par l'état d'irritation de la muqueuse ou encore par un bouleversement survenu dans son équilibre, par son déplacement. L'ensemble de ces symptômes constitue ce qu'on nomme la « métrite chronique ». Il est rare qu'une de ces réactions se montre isolée : le plus souvent elle est associée aux deux autres ; tous les cas sont donc plus ou moins complexes, et les indications thérapeutiques seront d'autant plus nombreuses qu'elles devront s'inspirer de la nécessité d'agir en même temps sur l'état général.

Quand il s'agira seulement de modifier l'état irritatif de la muqueuse de l'utérus, on aura recours aux eaux sulfureuses : Luchon, Ax, Cauterets, Eaux-Chaudes, Saint-Sauveur ; lorsque l'inflammation de la muqueuse se montrera en rapport avec un état arthritique, et que la congestion de l'organe s'accompagnera de pertes blanches ou de petites hémorrhagies fréquentes, on conseillera la cure alcaline de Vichy, ou si la malade est trop nerveuse celles de Royat ou d'Ems, moins énergiques ; quand l'état de torpeur des organes abdominaux, ou le peu d'abondance des règles fera souhaiter la congestion de l'utérus et des organes du petit bassin, on se trouvera bien de la cure de Carlsbad ou de Marienbad ; enfin lorsqu'on cherchera à régulariser les règles, comme la chose est souvent nécessaire dans l'anémie ou chez les chlorotiques, on s'adressera soit aux eaux chlorurées de Salies-de-Béarn, de Salins, de Biarritz-Briscous, ou encore de Kreuznach et de Bourbon-Lancy, soit aux eaux arsenicales ou ferrugineuses. Cependant lorsque l'élément nerveux sera prédominant, on choisira les eaux oligométalliques ou radio-actives : Plombières, Néris, Luxeuil, Maizières, Badgastein.

Dans la cure hydro-minérale on fera une place au traitement interne nécessaire dans l'arthritisme et dans les anémies, à côté du traitement externe par l'hydrothérapie, et on trouvera un précieux auxiliaire dans la douche vaginale sans pression avec forte température pour modifier les congestions de l'utérus et tarir les pertes blanches.

MALADIES DU SYSTÈME NERVEUX

Paralysies ; névrites.

On applique quelquefois l'action révulsive des eaux hyperthermales en hydrothérapie, ou encore l'action dérivative des eaux purgatives, pour prévenir la congestion cérébrale ou en diminuer les effets. On emploie aussi comme reconstituantes et toniques les eaux chlorurées dans les mêmes circonstances, mais principalement dans les paralysies, et dans les névrites, surtout quand elles sont d'origine rhumatismale ou goutteuse, ou quand elles sont dues à une intoxication comme l'alcool et le plomb. Les eaux salées qu'on utilise dans ces cas sont les eaux chlorurées-sodiques de Bourbonne-les-Bains, Bourbon-l'Archambault, Bourbon-Lancy, Balaruc, et les eaux chlorurées-sulfureuses hyperthermales d'Aix-la-Chapelle. On emploie aussi à cause de leur action sédative sur le système nerveux les eaux oligo-métalliques de Luxeuil, de Néris, de Plombières, de Maizières, dans certaines névrites avec contracture douloureuse, de même que celles de Bagnères-de-Bigorre.

Neurasthénie, nervosisme.

On ne connaît pas encore d'une façon certaine la nature de cette affection si fréquente aujourd'hui qu'on appelle la neurasthénie ou le nervosisme. C'est un état spécial qui débuterait par une fatigue des centres nerveux pouvant déterminer secondairement dans tous les organes une diminution de la tonicité et de la sécrétion.

La neurasthénie succède au surmenage intellectuel, on la voit survenir après des émotions, des chagrins, mais elle frappe surtout les prédisposés par une hérédité nerveuse. Elle est infiniment variée dans ses formes parce qu'elle peut, en frappant particulièrement tel organe, telle fonction, revêtir un caractère à part, une allure spéciale : ainsi on connaît le neurasthénique à proprement parler qui n'a pas une maladie spéciale mais qui se sent malade de partout ; son état mental est fait de crainte, de tristesse et d'apathie, mais on pourra encore dépister un neurasthénique chez un malade atteint d'un trouble digestif, d'un trouble cardiaque ou pulmonaire.

Le traitement de cette affection doit donc être extrêmement varié, car il faut trouver en même temps qu'un sédatif pour le système nerveux un médicament tonique pour relever l'état général et une cure particulière pour le symptôme morbibe prépondérant. Or tandis que la cure hydro-minérale ferrugineuse constituera la cure de choix dans la neurasthénie simple, la cure alcaline donnera de meilleurs résultats dans la neurasthénie gastrique, et la cure sulfatée dans la neurasthénie intestinale; quant aux cardiaques neurasthéniques on leur recommandera Royat, enfin on utilisera les eaux oligo-métalliques ou radio-actives dans les neurasthénies accompagnées de douleurs vagues et de troubles de la sensibilité. La cure de boisson et l'hydrothérapie suivant les cas devront se compléter ou être employées seules.

Hystérie.

Ce que nous venons de dire pour la cure thermale de la neurasthénie peut aussi s'appliquer à l'hystérie, mais ici la médication sédative devra être dominante : Lamalou, Luxeuil, Néris, Saint-Sauveur, Eaux-Chaudes, Luchon, Ax, Cauterets, Plombières, sont parmi toutes les eaux qu'on a préconisées contre cette affection celles qui ont donné jusqu'à présent les résultats les plus encourageants.

Névralgie; migraine.

Il ne faut pas confondre la névralgie avec la migraine : la névralgie est une affection douloureuse à siège bien déterminé, située sur le trajet d'un nerf, tandis que la migraine est une sorte de malaise avec mal de tête survenant le plus souvent sous l'influence d'un trouble digestif. La névralgie peut, suivant sa localisation, revêtir des formes bien spéciales : névralgie dentaire, névralgie faciale, névralgie intercostale, névralgie sciatique, ou encore si elle s'attaque à un viscère ou à un organe : névralgie gastrique, névralgie intestinale, névralgie utérine. La cure thermale qui leur est applicable peut donc être différente, mais toujours on recherchera avant tout l'action calmante et sédative de certaines eaux telles que Néris, Bagnères-de-Bigorre, Lamalou, Barèges, Luchon, Uriage et Ax. Dans la migraine au contraire, il faudra, tout en utilisant l'action sédative de la cure thermale, s'attacher à combattre la cause initiale du trouble gastrique ou gastro-intestinal et la tare arthritique, aussi trouvera-t-on avantage à prescrire surtout à ces malades les eaux bicarbonatées-sodiques fortes comme Vichy ou encore les bicarbonatées-mixtes de Lamalou.

MALADIES DE L'OREILLE
ET DE LA TROMPE D'EUSTACHE

Dans un paragraphe précédent (p. 120) nous avons vu comment on pouvait arriver à modifier par la cure thermale l'état d'inflammation ou le catarrhe chronique des premières voies respiratoires (nez, pharynx, larynx) ; cette irritation se transmet très souvent à la trompe d'Eustache (canal qui s'ouvre derrière le nez et fait correspondre les cavités de l'oreille avec l'air extérieur) ; or, comme un grand nombre des cas de surdité est dû à l'oblitération de ce conduit, il est de toute importance de combattre cet état à son début. Les stations de Luchon et d'Ax s'y sont pour ainsi dire spécialisées, car l'action résolutive de ces eaux sur l'inflammation des muqueuses y est appliquée au catarrhe chronique de la muqueuse de la trompe d'Eustache. La vapeur sulfureuse, directement recueillie à la source, est comprimée par un système de poires de caoutchouc adaptées à un appareil de humage; les vapeurs sont conduites par une sonde spéciale introduite par le nez jusque sur la muqueuse de la trompe d'Eustache où elles agissent : 1° par leur pression; 2° par leur température; 3° par leur sulfuration. Ce même appareil sert encore à traiter certaines affections chroniques de l'oreille, mais seulement dans leurs formes catarrhales.

MALADIES DES YEUX

La cure thermale donne encore des résultats précieux dans quelques maladies de l'œil : conjonctivites, maladies des paupières, maladies de la cornée; elle agit alors d'autant mieux que la maladie en cause est sous la dépendance d'un mauvais état général ou d'une maladie chronique : elle donne par conséquent le résultat désiré en remontant l'un ou en guérissant l'autre. Naturellement l'indication de la cure variera avec la nature de l'affection, et suivant les cas il faudra choisir entre les eaux sulfureuses (inflammation de la muqueuse) ou les eaux arsenicales ou ferrugineuses (mauvais état général, anémie).

MALADIES DE LA PEAU

Toutes les affections de la peau ne sont pas justiciables d'un traitement hydro-minéral, et ce que nous avons dit au début de ce chapitre sur les indications et contre-indications des cures thermales s'y applique particulièrement ; les maladies de la peau, en effet, évoluent le plus souvent par poussées aiguës suivies d'accalmies ; c'est pendant celles-ci seulement qu'il faut, dans les cas rebelles, essayer d'agir.

Ces maladies cutanées peuvent se diviser en 2 groupes distincts : les affections irritables, et les affections non irritables.

Dermatoses irritables.

Parmi les premières nous classerons les affections de la peau chez les nerveux, les démangeaisons (prurit) les lichens, l'érythème polymorphe, l'herpès, les formes d'eczéma irritable, l'urticaire chronique. Les eaux dont l'action sédative sur le système nerveux est manifeste seront tout particulièrement recommandées pour calmer la démangeaison et éviter le grattage qui entretient le plus souvent la maladie à l'état chronique ; mais il faudra aussi demander à la cure l'amélioration de l'état général et la guérison des troubles digestifs latents, cause souvent insoupçonnée d'une auto-intoxication dont la manifestation patente est l'affection cutanée. Les stations les plus recommandables sont Bagnères-de-Bigorre, Néris, pour les dermatoses extrêmement irritables chez des sujets très nerveux, puis La Bourboule et Saint-Gervais qui s'adressent plutôt aux affaiblis, aux anémiques, aux enfants. Luchon sera réservé pour les formes plus torpides moins irritables.

Dermatoses non irritables.

Au contraire, la médication thermale devra moins s'adresser à l'état local qu'à l'état général dans ces cas de dermatoses non irritables, qui revêtent souvent la forme torpide, et qui s'éternisent dans un état de chronicité désespérante malgré les médicaments et les soins ; parmi celles-ci rangeons : certaines formes d'eczéma chronique, l'ecthyma, le sycosis, les folliculites, l'acné, la furonculose, le psoriasis. La cure thermale devra viser autant que possible à modifier l'état général, et à amener une sorte de révolution, au cours de laquelle le traitement local ne sera pas négligé cependant. Luchon, Uriage, sont les deux stations qu'on devra recommander les premières, et dans quelques cas Saint-Christau. Les eaux radio-actives de Néris, de Plombières, donneront aussi de bons résultats quand on recherchera une action locale énergique. Enfin dans quelques cas, où la lésion cutanée rebelle semblera sous la dépendance d'un trouble digestif ou d'une insuffisance dans le fonctionnement du foie, comme dans l'eczéma des arthritiques, on pourra tirer de bons effets d'une cure alcaline telle que celle de Vichy (source Chomel).

AFFECTIONS CHIRURGICALES
SUITES DE BLESSURES

Les eaux de Barèges ont acquis pour le traitement des vieilles blessures et des plaies mal fermées, une réputation déjà ancienne que l'expérience vient chaque jour confirmer. Elles sont indiquées non seulement pour les blessures par coup de feu qui laissent à leur suite une plaie encore ouverte, une raideur articulaire, un rhumatisme local, ou des névralgies, mais encore pendant la convalescence de certains traumatismes graves ou de plaies contuses ayant occasionné une ankylose ou de l'atrophie musculaire; elles sont utiles encore après les luxations, les entorses.

Les eaux de Barèges détergent les plaies, leur rendent une vitalité qu'elles avaient perdue, provoquent l'apparition des bourgeons charnus nécessaires à la cicatrisation définitive; elles hâtent la résorption des tissus nécrosés ou l'élimination des corps étrangers restés enclavés.

On obtient encore dans des cas semblables de bons effets de la cure de Cauterets, d'Ax, de Luchon, ou des eaux chlorurées de Biarritz, de Salies-de-Béarn, de Balaruc.

CHAPITRE V

LES RÉGIMES ALIMENTAIRES PENDANT LA CURE

Il y a peu d'années encore, suivre une cure thermale consistait à s'abreuver, pendant une vingtaine de jours, d'une quantité assez considérable de l'eau désignée par le médecin, à suivre plus ou moins régulièrement les pratiques de balnéation ou les douches prescrites, à changer d'air, d'altitude, de climat, d'habitudes et à suivre, comme régime alimentaire, le menu de l'hôtel auquel on était descendu ; mais de régime approprié à l'état de chacun, il n'était pas question. Et cependant il était important de faciliter aux malades la guérison qu'ils venaient chercher, en leur procurant, dans un menu assez copieux, une diversité de plats assez grande pour que chacun puisse selon sa maladie, selon son régime, y trouver une ration alimentaire raisonnable.

Cette façon de faire aurait été rationnelle pour certaines stations bien spécialisées dans le traitement d'une maladie ou d'un groupe de maladies du même genre,

car avec l'exclusion de certains mets, de certains légumes, de certains fruits, on pouvait réussir à faire suivre aux malades un régime alimentaire utile; mais la
difficulté surgissait lorsque la station thermale réunis-
sait autour de ses sources des malades atteints d'affections dissemblables, et réclamant une diététique alimentaire différente.

Comment concilier en effet, dans un unique menu,
les exigences d'un diabétique, qui ne devra manger
que des viandes et des légumes verts, qui devra s'abstenir de pain, de pâtes, de farineux, de crèmes, et de
sucreries, avec celles du dyspeptique qui ne se nourrira,
pour ainsi dire, que des plats défendus au premier,
avec celles de l'hépatique auquel les graisses seront
défendues, avec celles du dyspeptique intestinal, sinon
en allongeant d'une façon anormale la liste des plats.
Aussi le résultat d'une telle façon de traiter les malades, conduisait-il presque invariablement à l'abus et à
l'oubli des règles du régime prescrit; car si quelques-
uns avaient la raison de s'abstenir, le plus grand nombre se laissait entraîner, sans pouvoir résister à la
tentation d'un plat savoureux, d'une friandise tentatrice;
certains même mangeaient de tout par gloutonnerie,
ou n'osaient, au contraire, prendre d'un seul plat, par
ignorance ou par peur de s'écarter d'un régime trop
sévère ou mal compris.

C'est en France qu'on eut l'idée, pour la première
fois, d'instituer dans un hôtel des menus spéciaux pour

chaque genre de malades à nourrir ; malheureusement cette tentative devait échouer lamentablement. Elle fut reprise sous une autre forme par les Allemands qui réussirent à la faire admettre à leur clientèle ; il faut dire cependant qu'elle fut imposée aux hôteliers par les médecins, et que c'est grâce à cet esprit de discipline si véhément chez nos voisins d'outre-Rhin, qu'elle fut acceptée d'abord par les hôteliers et ensuite (ce qu'on n'obtient pas encore de tous en France), par les malades.

Les tables de régimes nous sont donc revenues d'Allemagne perfectionnées et très à la mode, après avoir vu le jour en France et y avoir échoué piteusement.

Quoi qu'il en soit, les régimes pendant la cure s'imposent, et les tables de régimes sont la façon la plus pratique de les faire accepter par la clientèle. Que les aliments soient préparés dans une cuisine centrale, ou, ce qui est mieux encore, dans autant de cuisines séparées qu'il y a de régimes à préparer, pour éviter les sauces ou les assaisonnements communs, peu importe, pourvu que les menus soient bien distincts. Le malade n'aura donc pas de tentation, pas d'oubli, pas de tracas ; le régime sera suivi sans faiblesse, et l'effet sur le bon résultat de la cure sera appréciable. Les tables de régimes peuvent être instituées dans un hôtel sans changer autre chose que les habitudes de l'hôtelier ; cependant elle exigent quelquefois un personnel un peu plus important et des salles distinctes. L'hôtelier devra prévoir autant de menus différents qu'il aura de régimes inscrits, et sans aucune dépense, il pourra encore faire profiter la table d'hôte des plats spéciaux préparés pour les malades en traitement.

Supposons, par exemple, une station thermale dont les indications thérapeutiques s'adressent au diabète et à la dyspepsie : l'hôtelier devra disposer d'une table de régime pour les diabétiques, d'une autre pour les dyspeptiques, et d'une troisième enfin pour les non malades. Dans quelques stations deux tables seront suffisantes, alors que dans d'autres quatre seront nécessaires.

Les tables de régimes peuvent aussi être instituées sous forme de restaurants à la carte, ou de restaurants de régimes ; presque toutes les grandes villes allemandes en possèdent ; et depuis plusieurs années, ces restaurants commencent à s'organiser et à obtenir du succès en France dans quelques-unes de nos principales stations thermales. Cette façon de faire a en plus l'avantage de permettre non seulement les régimes distincts, mais de faciliter pour chacun d'eux les nuances dans la quantité et la qualité des plats autorisés, car il n'est pas possible d'instituer un régime unique pour une maladie déterminée; il faut tenir compte de la tolérance de chacun, il faudrait donc autant de régimes différents que de malades à soigner.

En résumé, les tables de régimes représentent un grand progrès de l'industrie hôtelière des stations minérales, et si elles ne sont encore qu'à l'état d'ébauche dans quelques hôtels retardataires, elles fonctionnent à merveille pour le grand bien des baigneurs dans le plus grand nombre des hôtels récents ; point n'est besoin d'aller en Allemagne ou en Suisse pour suivre pendant la cure le régime approprié : les grandes stations françaises possèdent toutes plusieurs maisons où fonctionnent ces tables spéciales ; il suffit de s'en imformer à l'avance.

Nous allons dans les lignes qui suivent résumer les indications nécessaires pour l'institution de ces régimes ; cependant nous ne pourrons donner que le modèle de chacun d'eux et un simple aperçu des mets autorisés, défendus ou recommandés ; de même nous ne pourrons indiquer les variantes dans chaque régime en particulier, ceci nous entraînerait trop loin : nous renvoyons le lecteur aux traités écrits spécialement sur ce sujet et en particulier au livre du Pr A. Gautier, *L'Alimentation et les régimes*, et à celui du Dr Gottschalk, *Les Régimes alimentaires des malades et des bien portants* auxquels nous avons fait des emprunts.

RÉGIME DU DIABÈTE

Le diabétique est un malade qui ne peut mettre en réserve le sucre alimentaire, ou le sucre élaboré au cours de la digestion par la transformation des aliments appelés hydrates de carbone (pain, pâtes alimentaires, farineux, féculents) ; mais c'est aussi, dans quelques cas, un malade qui fabrique du sucre (et qui l'élimine par les urines) aux dépens des graisses et des albuminoïdes (viandes). Comme les symptômes du diabète sont d'autant plus accentués que la richesse du sang en sucre est plus considérable, il importe de supprimer de l'alimentation le sucre et les hydrates de carbone en excès, c'est-à-dire, ceux qui, non mis en réserve, sont secondairement éliminés par urines.

La chose est aisée dans le diabète au début, ou dans les petits diabètes, quand l'excès seul de cette alimentation produit la glycosurie, car quelques analyses d'urines, après un ou deux jours d'un régime d'essai, montrent assez rapidement la tolérance de chaque malade ; mais il n'en est plus de même lorsque l'intolérance du sucre devient absolue, et surtout lorsque les malades urinent du sucre qu'ils ont fabriqué aux dépens des graisses ou des albuminoïdes alimentaires, voire même de leurs propres graisses, de leurs propres muscles. Dans ce cas en effet, un régime rigoureux ne pourra être supporté longtemps sans amener des troubles graves de l'état général, il y aura donc toujours une juste proportion à garder, et il sera nécessaire d'accorder au malade un peu de pain ou de légumes farineux, de façon à rendre le régime supportable, tout en évitant les accidents.

Aliments défendus.

En général sont défendus :

Le pain ;

Les potages au pain, aux pâtes, au tapioca ;

La pâte à frire sur les œufs, le poisson, les viandes ;

Les viandes sautées à la farine, ou en ragoûts ;

Les pâtes alimentaires comme le macaroni ou les nouilles ;

Les légumes comme le melon, les carottes, les navets, les petits pois, les légumes secs : haricots, pois, lentilles, fèves, riz, châtaignes ;

Les entremets sucrés, les glaces au sucre, les crèmes au sucre ou aux fruits sucrés, les pâtisseries, les gâteaux secs ;

Tous les fruits sont défendus, mais ils sont plus ou moins nuisibles suivant leur maturité ; d'ailleurs voici l'ordre dans lequel on pourrait dans quelques cas les autoriser : les oranges, les mandarines sont ceux qui contiennent relativement le moins de sucre ; viennent ensuite les mûres sauvages, les framboises, les pêches, les prunes, les abricots, les fraises, les groseilles en grappes ou à maquereau, l'ananas, les pruneaux, les poires, les pommes, les cerises aigres ; quant aux cerises douces, ce seraient parmi les fruits, avec le raisin mûr et le raisin sec, les plus riches en glucose.

Les diabétiques doivent encore s'abstenir de chocolat, de vins sucrés, de champagne, de liqueurs sucrées, de bière, de cidre, de poiré.

Aliments autorisés.

Les aliments autorisés sont :

Le pain de gluten ou le pain aux amandes ;

Les potages gras sans pain, ou les potages aux légumes ;

Les œufs ;

Les poissons, les coquillages, les crustacés ;

Les viandes de boucherie, la charcuterie, les volailles, le gibier frais ;

Les légumes verts : choux, choux-fleurs, choux de Bruxelles, les épinards, la laitue, la chicorée, les artichauts, les salsifis, les haricots verts, les haricots-beurre, le cresson, les asperges, le céleri, les cardons, les tomates, les concombres, les aubergines, les endives, les champignons ;

Les entremets à la crème douce, aux œufs, au cacao ;

Les fromages, les noix, les noisettes, les amandes, les pistaches.

Les condiments permis sont le sel, le poivre, la moutarde, l'oignon, le citron, le raifort.

Les boissons permises sont le vin et l'eau, le thé, le café sans sucre.

Observation sur certains aliments.

Le lait contient du sucre ou lactose nuisible aux diabétiques ; il ne sera que toléré en petite quantité, et réservé aux diabétiques atteints d'albuminurie ; on pourra le remplacer par de la crème de lait diluée.

Les pommes de terre, défendues autrefois, sont permises aujourd'hui par le plus grand nombre des médecins, mais il ne faudra pas en abuser ; on pourra s'en servir pour remplacer le pain.

Les pains et pâtisseries au gluten, ou aux amandes, à l'usage des diabétiques, contiennent toujours une certaine quantité d'amidon ; les malades feront bien de ne pas en manger de trop. Enfin ils feront sagement aussi d'essayer de se priver du goût sucré des aliments et des boissons, et de se méfier des troubles gastriques que pourrait occasionner l'abus des substances édulcorantes telles que : la saccharine, la dulcine, la glycérine.

RÉGIME DES DYSPEPSIES

Pas plus qu'il n'est possible de donner un régime unique pour le diabète, il n'est facile de prescrire un régime qui puisse s'appliquer à tous les dyspeptiques, car, suivant les cas, ce sera tantôt le régime lacté intégral tantôt le régime lacté combiné avec les œufs et les potages, tantôt le régime appelé lacto-ovo-végétarien qui sera nécessaire. Nous ne pouvons dans un cadre aussi restreint les décrire tous, et comme les malades dyspeptiques qui suivent une cure thermale sont, le plus souvent, assez bien portants pour supporter un régime presque normal, comprenant toutefois l'exclusion de certains aliments, c'est ce régime seulement que nous décrirons. C'est d'ailleurs celui qui est le plus souvent institué dans les hôtels et dans les restaurants de régimes avec cependant quelques variantes d'une importance secondaire.

Aliments défendus.

Au premier déjeuner s'abstenir de chocolat au lait ou à l'eau ; pas de petits pains, pas de croissants.

Aux grands repas est défendu : le pain, surtout le pain frais ;

Tous les hors-d'œuvres ;

Les potages gras, les potages ou soupes aux choux, les potages épicés, les bisques ;

Les œufs très cuits, les œufs farcis, les omelettes très cuites, les œufs durs ;

Les poissons gras : saumon, maquereau, anguille, hareng ; les poissons frits sans pâtes, les fritures de petits poissons : rougets, éperlans, goujons ; le homard, la langouste, les écrevisses ; les coquillages (sauf quelques huîtres très fraîches) ;

Les viandes rouges, le bœuf, les viandes grasses, le porc, les viandes en sauces, les viandes piquées, lardées ou marinées, les ragoûts, les volailles grasses comme l'oie, le canard ; le gibier faisandé, la charcuterie en général, sauf le maigre de jambon ;

Parmi les légumes : les choux, choux-fleurs, choux de Bruxelles, les carottes, l'oseille, les crudités, radis, melons, salades, les champignons, la truffe, les légumes frits ou revenus dans le beurre, les pâtes alimentaires rissolées dans le beurre ou gratinées ;

Parmi les entremets sont défendus : les sorbets, les puddings à la graisse, la crème au chocolat ;

Tous les fromages fermentés sont proscrits, de même que les fruits crus acides ou huileux ;

Boire peu aux repas ou par petites quantités ;

Le vin, le café, l'alcool, les liqueurs sont défendus, et tout particulièrement le vin de quinquina, les vins toniques, les vins médicinaux.

Aliments permis.

Au premier déjeuner on pourra prendre du lait ou du thé léger avec des biscottes ou encore des œufs peu cuits ou un potage au lait ;

Aux grands repas sont permis :

Une très petite quantité de pain sans mie ou de biscottes ;

Les potages maigres, aux légumes, au lait, les crèmes de riz, d'orge, de laitues ;

Les œufs crus, à la coque peu cuits, les œufs brouillés ou pochés, les omelettes peu cuites ;

Les poissons de rivière sauf l'anguille, les poissons de mer maigres, sole, limande, merlan et plus rarement le turbot, la barbue : — tous ces poissons seront bouillis ou encore frits dans une couche épaisse de friture de sorte qu'elle puisse s'enlever plus facilement ;

Les viandes blanches ou jeunes, le veau, l'agneau sans sauces grasses, grillées, roties ou bouillies, les volailles jeunes, le poulet, le pigeon, le dindonneau, le maigre de jambon ;

Les salades cuites : chicorée, épinards, laitue ; les artichauts, les pommes de terre, les haricots verts,

les purées de haricots, de pois, de lentilles, le riz ;
les pâtes alimentaires, macaroni et nouilles : ces légumes et ces pâtes doivent être cuits à l'eau et additionnés de beurre frais au moment de les servir ; le beurre
ne devra pas cuire avec les aliments ; pas de légumes
frits, pas de légumes sautés au beurre ou gratinés ;

Les pâtisseries légères et bien cuites, les crèmes au
lait ou aux œufs, les gâteaux de riz ou de semoule, les
meringues, les soufflés ;

Les fromages blancs ou frais sont permis, de même
que quelques fruits très mûrs : pêches, raisins, mais il
sera préférable de ne prendre que des fruits cuits ou
des confitures, des marmelades.

On boira peu en mangeant ; de l'eau pure de préférence ou un peu d'une infusion chaude très légère ;
exceptionnellement on pourra mettre quelques gouttes
de vin dans l'eau pour lui donner un léger goût.

RÉGIME DE L'ENTÉRITE

L'entérite étant la manifestation de troubles intestinaux causés le plus souvent par des fermentations
microbiennes, il est de tout intérêt de chercher à diminuer celles-ci en écartant de l'alimentation toutes les
substances fermentescibles ou capables d'introduire
dans le tube digestif des microbes nuisibles.

On s'abstiendra donc de bouillon gras, ou de soupes
grasses ; on évitera le blanc d'œuf cuit ou battu, de

même que les gelées de viande, la viande rouge peu
cuite, ou la viande crue, les viandes trop jeunes peu
cuites, les viandes marinées, le gibier faisandé, la charcuterie, le poisson, surtout en été ; on évitera surtout la
graisse, sous quelque forme qu'elle se présente, et le
beurre cuit avec les aliments ; on n'usera de beurre
frais ou de crème, pour les assaisonner au moment de
les servir, qu'avec modération ; on évitera les fromages
fermentés et l'on n'autorisera le lait que sous forme de
potages à la farine.

Par contre, on pourra user des potages maigres ou
aux légumes, des œufs (moins le blanc), des viandes
blanches bien cuites, ou bouillies, des légumes secs
bouillis et mis en purées (pommes de terre, haricots,
lentilles, pois, riz, mais surtout des pâtes alimentaires :
macaroni, nouilles, nouillettes, pâtes d'Italie, semou-
les, etc., dont on donnera au moins un plat copieux à
chaque repas ; on boira peu en mangeant ; on ne man-
gera pas en buvant entre les repas ; on fera des repas
peu copieux mais assez fréquents.

RÉGIME DANS LES MALADIES DU FOIE

Le foie étant l'organe destiné à détruire les poisons
de toutes sortes qui proviennent de l'intestin, et étant
chargé, d'autre part, de transformer et de mettre en
réserve les sucres et de modifier les graisses, il est de
toute importance, quand il se montre au-dessous de la

tâche que l'organisme lui demande, de réduire au minimum le travail à lui imposer et par conséquent d'introduire dans l'organisme le moins de poisons possible; on aura donc recours à un régime assez semblable à celui que nous venons de décrire pour l'entérite avec certaines modifications cependant; par exemple, les viandes ne seront permises qu'en moins grande quantité et très cuites, et les farineux ou pâtes alimentaires seront réduits à de plus justes proportions; on interdira le chocolat et le cacao, les condiments excitants, les légumes fermentescibles (choux, choux-fleur, choux-de-Bruxelles), les légumes acides, radis, oseille; on interdira le vin, le café, le thé, les liqueurs; on permettra par contre le lait pur ou le lait écrémé, le petit lait, le babeurre, les laits caillés ou fermentés, les fromages blancs ou fromages frais.

RÉGIME DES OBÈSES

L'obèse n'est pas uniquement celui qui mange trop ou qui mange trop de graisse, c'est, le plus souvent, un malade qui ne peut utiliser les graisses de l'alimentation ou qui ne peut les brûler; le plus souvent aussi les obèses sont des intoxiqués ou des dyspeptiques et il suffit de faire cesser la cause de l'intoxication ou de la dyspepsie pour obtenir l'amaigrissement souhaité.

Le régime de l'obèse ne devra donc pas être avant tout un régime d'alimentation insuffisante (comme le sont presque tous ceux qui ont été préconisés jusqu'à présent), parce que, si l'on obtient ainsi l'amaigrissement même rapide, on ne guérit pas l'obèse, et l'embonpoint exagéré revient aussitôt que le régime n'est plus suivi. Celui-ci devra être modéré dans ses restrictions et se rapprocher d'autant plus d'une alimentation normale qu'il faudra le faire supporter pendant de longs mois consécutifs.

Enfin, comme bien souvent les obèses sont des dyspeptiques sans le savoir, il suffira quelquefois de leur prescrire une alimentation légère, composée de substances faciles à digérer, comme celles que nous avons énumérées au régime des dyspeptiques, mais aussi d'écarter de leur alimentation tous les produits toxiques et parmi eux le vin et l'alcool, pour obtenir avec une alimentation normale un amaigrissement beaucoup plus manifeste qu'avec les régimes de privation (G. Leven). On prescrira donc à l'obèse le régime du dyspeptique, dont nous avons donné plus haut la description, mais on règlera la ration alimentaire de chaque repas de façon que ce dernier soit juste suffisant sans excès; on conseillera aussi tout particulièrement les légumes verts cuits à l'eau, les salades cuites, les fruits cuits, qui auront pour effet de remplir l'estomac sans l'irriter et de tromper la faim. On pourra permettre les boissons, mais en quantité modérée, un litre 1/4 par jour, car il semble inutile d'astreindre les malades au régime sec (manger sans boire) dont le seul avantage est de débarrasser l'organisme de son eau d'imbibition (2 à 3 kilos qui ne sont jamais dépassés) mais dont l'inconvénient bien plus grand est de provoquer à brève échéance la dyspepsie.

RÉGIME DANS LES MALADIES DE LA PEAU

Ce serait un erreur de croire qu'un régime unique puisse être recommandé à tous les malades souffrant d'une affection de la peau; certains devront se soumettre au régime lacté mitigé, ou régime lacto-ovovégétarien; d'autres devront suivre le régime de la dyspepsie ou de l'entérite : la plupart devront surtout éviter les auto-intoxications alimentaires et se guider sur le régime des hépatiques; enfin chacun pourra, selon sa susceptibilité ou sa tolérance, manger ou s'abstenir suivant les cas de mets généralement considérés comme nuisibles. Le régime ne devra donc comporter une liste d'aliments proscrits a priori que pour les malades dont la susceptibilité aura été éprouvée; cependant voici les mets qui sont le plus souvent incriminés : les poissons, le poisson de mer particulièrement, les crustacés et les coquillages (1); le porc, le gibier, les viandes trop jeunes : veau, agneau, pigeon-

(1) Cette prohibition doit être d'autant plus formelle pendant la saison chaude, que la localité où le régime est suivi se trouve plus écartée d'un port de mer et qu'il sera par conséquent plus difficile de se procurer du poisson frais.

neau ; les viandes trop grasses ; la charcuterie, les sauces épicées, les légumes acides : oseille, épinards, rhubarbe, betteraves, cornichons, la salade, les radis ; les fromages fermentés, les fraises, le chocolat, le café, le vin pur, la bière, le cidre, l'alcool et les liqueurs.

RÉGIME DES GOUTTEUX

Le régime des goutteux doit tendre vers deux buts importants : 1° supprimer de l'alimentation toutes les substances capables d'amener un excès d'acide urique, et 2° combattre la dyspepsie intestinale pour diminuer l'intoxication alimentaire et aider le foie dans sa fonction uropoïétique ; on supprimera donc du régime les gelées de viande et les viandes gélatineuses, les extraits de viande et la charcuterie (régime de l'entérite) de même que les graisses, les épices et les condiments, le café, le chocolat, les vins et l'alcool ; on proscrira certains légumes : l'oseille, les épinards, la rhubarbe, les haricots verts ; par contre les asperges et les tomates bien souvent défendues sans raisons sérieuses seront autorisées en quantité modérée. On permettra le pain grillé, les potages maigres, les poissons maigres, les viandes faites, viandes rouges de préférence (grillées, rôties ou bouillies), les volailles rôties, sans sauces ni jus, sans épices ; les légumes verts non acides, ou les farineux en quantité modérée ; les fromages frais et les

fruits bien mûrs, ou cuits de préférence; on tolérera
comme boisson, un peu de vin léger copieusement ar-
rosé d'eau, mais l'eau pure sera encore préférable.

RÉGIME DE LA GRAVELLE ET DES COLIQUES NÉPHRÉTIQUES

Comme dans la goutte on évitera dans la gravelle
et dans les coliques néphrétiques tous les aliments susceptibles de favoriser la production d'acide urique ou
d'entretenir les fermentations intestinales; on ajoutera
au régime que nous avons décrit précédemment la prohibition du cacao, du chocolat, du thé fort, du café, des
épices; pour le reste on s'en tiendra au régime très large
des goutteux.

RÉGIME DANS LES MALADIES DU REIN

Dans les maladies aiguës du rein appelées néphrites aiguës, et dans les poussées aiguës au cours des
maladies chroniques du rein (néphrites chroniques),
ce sera le régime lacté intégral ou le régime lacté et
farineux qui devra être suivi; mais dans les néphrites chroniques, encore appelées « mal de Bright »,
on instituera le régime mixte déchloruré, dont les aliments seront empruntés pour la plupart au régime de
désintoxication des maladies du foie, avec cette différence que le sel en sera exclu.

On reconnaît en effet aujourd'hui que le sel, en saturant nos tissus, est dans quelques cas de maladies du rein, la cause des œdèmes dont la thérapeutique s'attache à obtenir la résorption et qu'on arrive dans quelques circonstances à un résultat aussi satisfaisant avec un régime sans sel ou déchloruré agréable aux malades, qu'avec le régime lacté souvent impossible à continuer longtemps. On cuira donc les viandes, les œufs, les légumes, sans aucun sel; le pain ordinaire, qui contient jusqu'à 12 grammes de sel par kilo, sera remplacé par du pain sans sel, le poisson de mer pour la même raison sera proscrit, enfin, pour faire accepter aux malades cette cuisine un peu fade, on la relèvera avec du vinaigre, du jus de citron, et avec les sauces aromatisées des recettes de cuisine, pourvu que le sel n'y figure pas. On insistera particulièrement sur les pommes de terre, le riz, les légumes secs en purée et les légumes verts, les viandes blanches bien cuites, mais en quantité très modérée, les fromages frais non salés et comme boisson on recommandera surtout l'usage de l'eau pure ou de l'eau minérale (Evian, Thonon) ; un peu de vin, un peu de café seront autorisés.

INDEX
DES PRINCIPALES EAUX MINÉRALES

Aix-en-Provence (Bouches-du-Rhône), 30.000 habitants, climat doux, altitude 200 mètres. Etablissement thermal ouvert toute l'année, bains, douches, pulvérisations, inhalations.

Eau oligo-métallique chaude 37°.

Indications thérapeutiques : maladies nerveuses, rhumatismes, maladies de la peau.

Aix-la-Chapelle (Prusse), 100.000 habitants, altitude 172 mètres, climat doux, plusieurs établissements.

Eaux chaudes, 45 à 50° chlorurées-sodiques et sulfurées. Cinq sources dont la principale : Kaiserquelle 55° ; boisson, bains, douches, boues.

Indications thérapeutiques : rhumatisme, goutte, paralysies, névralgies.

Aix-les-Bains (Savoie), 4.000 habitants. Voies d'accès : Réseau P.-L.-M. par la ligne du Mont-Cenis

(Mâcon, Bourg, Ambérieu et Culoz), à 8 h. de Paris, trains rapides. Situation pittoresque près du lac du Bourget, altitude 260 mètres, climat doux. Toutes les ressources d'une grande ville. Etablissement thermal, très beau, très grand, bien aménagé, 60 baignoires, grandes piscines, 55 grandes douches, massage, étuves, inhalations, pulvérisations. Etablissement pour indigents et hospice. Institut de mécanothérapie Zander.

Eaux sulfurées-calciques ou hydro-sulfurées, chaudes 45 à 47°. 2 sources principales « Eau de soufre » et « Eau d'alun », débit considérable 30 à 60.000 hectolitres par jour : l'eau contient de la Barégine qui lui donne une saveur onctueuse.

Modes d'emploi : douche-massage d'Aix (voir p. 53), bains, piscines, inhalation, étuve (Bouillon), bain de vapeur (Berthollet), on prend peu d'eau en boisson. Cure d'air : Les Carbières, 650 mètres, et Mont-Revard, 1.540 mètres.

Indications thérapeutiques : rhumatisme chronique, affections articulaires, musculeuses, tendineuses, névralgiques, d'origine rhumatismale, suites de traumatismes (luxations, fractures, entorses), syphilis, obésité, névralgies et paralysies.

Contre-indications : tuberculose, goutte aiguë, tendance aux congestions, affections du cœur mal compensées.

L'établissement d'Aix est fréquenté chaque année par plus de onze mille baigneurs. En raison de son climat doux et du pittoresque de la région, la saison thermale est longue. Si l'établissement thermal reste ouvert toute l'année, la saison n'est réellement suivie que de mai à octobre.

Alet (Aude), 1.500 habitants, sur les bords de la rivière de l'Aude, climat chaud, altitude 160 mètres. Etablissement thermal. Eaux chaudes 32° source. Buvette moins chaude. Source communale 17°.

Eaux gazeuses, bicarbonatées-calciques, ferrugineuses, employées en boisson, douches, bains, dans les troubles gastro-intestinaux ou l'anémie. Surtout employées comme eaux de table.

Allevard (Isère), 3.000 habitants, situation pittoresque sur les bords du Bréda. Voies d'accès P.-L.-M., embranchement de Grenoble à Chambéry, ressources d'une petite ville. Etablissement thermal, 40 baignoires, douches, inhalations. Altitude 475 mètres, climat de montagne. Saison 1er juin au 15 septembre.

Eaux sulfureuses-sulfatées et chlorurées. Source au fond d'un puits de 6 mètres, débit 1.300 hectolitres par jour, température 16°.

Modes d'emploi : inhalation, boisson, bain, douche.

Indications thérapeutiques : affections des voies respiratoires, catarrhe bronchique, coryza, pharyngite et laryngite chronique, affections non irritables de la peau.

Contre-indications : tuberculose, affections cardiaques.

Amélie-les-Bains (Pyrénées-Orientales), 1.800 habitants. Voies d'accès : chemin de fer du Midi, ligne de Narbonne à Perpignan. Située dans une vallée étroite et encaissée, climat très doux à cause de l'orientation de la vallée bien abritée du vent du Nord. Saison toute l'année, mais pénible pendant l'été. Altitude 270 mètres. 2 établissements confortables et un hôpital militaire.

Eaux sulfurées-sodiques chaudes 36 à 63°. Plusieurs sources : Gros Escaldadou 62°, Chomel, Pascalone, Amélie, Anglada, Arago, Petit Escaldadou, Fanny, Alcaline. Débit général : 20 à 30.000 hectolitres.

Modes d'emploi : boisson, bains, piscines, douches, étuves, inhalation.

Indications thérapeutiques : rhumatisme chronique, affections chroniques des voies respiratoires, convalescence de traumatismes ou de plaies de guerre.

A cause de la constance de sa température : $+$ 16 en janvier, $+$ 24 jusqu'en juillet, Amélie est une station climatérique où l'on peut envoyer les tuberculeux au début faire une cure d'air.

Aulus (Ariège), arrondissement de Saint-Girons, 1.000 habitants, au fond d'un vallon encaissé. Altitude 770 mètres, climat doux.

Eaux sulfatées-calciques froides, 14 à 18°, débit faible,

très légèrement ferrugineuses et arsenicales, employées en boisson.

Indications thérapeutiques : arthritisme, goutte, affections digestives, constipation.

Argelès-Gazost (Hautes-Pyrénées), eaux sulfurées-sodiques et bromo-iodurées, froides 12 à 15°; boisson, bains, douches.

Indications thérapeutiques : affections chroniques des voies respiratoires, maladies de la peau.

Ax (Ariège), réseau du Midi, ligne de Toulouse à Bayonne, embranchement de Portet-Saint-Simon à Ax, 2.000 habitants, altitude 700^m, climat intermédiaire entre la montagne et la plaine, ressources d'une petite ville, hôtels, établissements thermaux (4), sources nombreuses.

Eaux sulfurées-sodiques chaudes de 25 à 77°, débit : plus de 2 millions de litres par jour.

Modes d'emploi : boisson, bains, douches, étuves humides, pulvérisation, humage.

Indications thérapeutiques : rhumatisme, affections chroniques des voies respiratoires, maladies de la peau. Saison de mai à octobre.

Baden (Suisse, canton d'Argovie), petite ville sur la Limat. Etablissements-hôtels.

Eaux chaudes 40 à 50° sulfureuses, peu minéralisées : boisson, bains, douches.

Indications thérapeutiques : rhumatisme, goutte, affections respiratoires.

Baden-Baden (Allemagne, grand duché de Bade), 12.000 habitants

Eaux chaudes 45 à 63°, chlorurées-sodiques-lithinées, très peu minéralisées, sources nombreuses, débit très grand.

Modes d'emplois : bains, douches, bains de boue, boisson.

Indications thérapeutiques : rhumatismes, névroses, paralysies, affections chroniques des voies respiratoires.

Bad-Gastein (Autriche), 900 mètres d'altitude, sources nombreuses, eaux chaudes peu minéralisées mais très fortement radio-actives. Les eaux de Gastein ont une action sédative très marquée sur les symptômes douloureux du rhumatisme, des névralgies, de la neurasthénie.

Bagnères-de-Bigorre (Hautes-Pyrénées), ville de 10.000 habitants sur l'Adour. Voies d'accès : chemin de fer du Midi, ligne de Toulouse à Bayonne, embranchement de Tarbes à Bagnères-de-Bigorre. Ressources étendues, hôtels, établissements thermaux. Jolie ville dans un site ravissant, altitude 580 mètres, climat tempéré, saisons 1ᵉʳ juin-15 septembre. Etablissements thermaux très nombreux ; les thermes et les bains de Salut sont les plus importants.

Sources nombreuses, sulfatées-calciques, chaudes 30 à 50°, débit 3 millions de litres, une source sulfureuse froide (Labassère, 16 kilomètres de Bigorre), et quelques sources ferrugineuses froides.

Modes d'emploi : boisson, bains, douches, pulvérisation, inhalation.

Indications thérapeutiques : maladies du système nerveux, maladies de la peau, anémies, affection des voies respiratoires.

Contre-indications : maladies du cœur mal compensées.

Bagnères-de-Luchon (Haute-Garonne), 5.000 habitants, voies d'accès : chemin de fer du Midi, ligne de Toulouse à Bayonne, embranchement de Montréjeau à Luchon.

Ressources d'une grande ville, nombreux hôtels modernes fréquentés par un nombre considérable de baigneurs pendant la saison. Situation : dans la vallée de la Pique, entouré de montagnes qui l'abritent des vents froids. Altitude 625 mètres, climat de montagne mais assez doux.

Eaux sulfurées, sources nombreuses (48), température entre 58 et 67°, limpides, incolores à la source, onctueuses au toucher, se décomposent à l'air et deviennent verdâtres et laiteuses : débit, 3.720 hectolitres par jour.

Etablissement thermal bien aménagé, 120 baignoires, piscines, grandes douches, étuves et bains de vapeur, salle d'inhalation et de humage, pulvérisation, installation spéciale pour le traitement des affections du nez et des oreilles.

Indications thérapeutiques : affections chroniques des voies respiratoires et des oreilles, syphilis, maladies de la peau, rhumatisme chronique.

Contre-indications : maladies du cœur, maladies du cerveau, maladies du foie et des reins, artério-sclérose avancée.

Bagnoles-de-l'Orne (Orne), petite localité située dans une vallée pittoresque entre les forêts d'Andaines et de la Ferté-Macé; on y accède par la ligne de l'Ouest (Paris à Granville). Altitude 235 mètres, climat normand, Saison 1er juin-1er octobre.

Eaux très faiblement minéralisées, 2 sources : « Grande Source », la plus importante, débite 25.000 litres à l'heure, température 26°, employée surtout en bains ou douches, ou en douches finement pulvérisées, pour le traitement des phlébites. La source des Fées est utilisée en boisson seulement.

Etablissement-thermal-hôtel, 100 baignoires, piscines, douches.

Indications : affections des veines, phlébites, varices, ulcérations, hémorrhoïdes.

Contre-indications : phlébites aiguës et phlébites cachectiques.

Bains-les-Bains (Vosges), entre Plombières et Epinal, ancienne station romaine. 2 établissements.

Eaux chaudes 33 à 50° sans minéralisation spéciale, utilisées en boisson, bains et douches dans les affections rhumatismales.

Balaruc (Hérault), au bord de l'étang de Thau, est relié à Cette par bateau et par chemin de fer, climat marin, altitude (niveau de la mer). Saison en mai-juin et septembre-octobre. 3 sources : température 17, 21, et 47°, eaux chlorurées-sodiques-lithinées.

Modes d'emploi : boisson, bains, douches, injections locales, bains de boues, bains de mousses, cure marine.

Indications thérapeutiques : paralysies, rhumatismes, affections osseuses de nature tuberculeuse.

Barèges (Hautes-Pyrénées), voie d'accès : ligne du Midi par Toulouse, Lourdes, Pierrefitte, Luz. Altitude 1.250 mètres, climat de montagne, saison de juin à septembre. Ressources moyennes, hôtels, établissement thermal et hôpital militaire.

Eaux sulfurées-sodiques chaudes et froides 18° à 45°;

lesplus chaudes sont aussi plus minéralisées. 12 sources, débit 2.600 hectolitres par jour.

Modes d'emploi : boisson, bains, douches, pulvérisations, gargarismes.

Indications thérapeutiques : paralysies, affections articulaires, suites de lésions traumatiques ou de blessures.

Bath (Angleterre, comté de Somerset), une des rares stations thermales anglaises.

Eaux sulfatées-calciques et chlorurées chaudes, 41 à 48°. Station très fréquentée; eaux chlorurées employées en bains, douches, et douches-massages, eaux sulfatées-calciques employées en boisson.

Indications thérapeutiques : rhumatisme chronique; goutte, névralgies.

Bex (Suisse, canton de Vaud).

Eaux chlorurées-sodiques et sulfatées-calciques froides 10 à 12°, minéralisation très forte, genre Salies-de-Béarn ou Biarritz. Exportation d'eaux-mères.

Modes d'emploi : hydrothérapie, bains ; employées dans les affections osseuses, dans la scrofule, dans les maladies de l'utérus, métrites, fibrômes.

Biarritz (Basses-Pyrénées), voie d'accès : ligne de Bordeaux-Irun; station climatique et plage très fréquentée à cause de sa température très douce. Est maintenant station thermale depuis l'adduction des eaux de Briscous (18 kilomètres).

Eaux froides chlorurées-sodiques et bromo-iodurées, température 14°, débit 600 mètres cubes par jour. Eaux-mères.

Modes d'emploi : usage externe seulement; bains additionnés d'eaux-mères en proportion variable.

Indications thérapeutiques : affections utérines, tuberculose osseuse ou articulaire, lymphatisme, rhumatisme chronique.

Contre-indications : maladies du cœur, tuberculose, cancer, maladies des reins, lésions du foie.

Boulou (Le) (Pyrénées-Orientales), ligne du Midi par Narbonne à Cerbère, sur la ligne d'Elne à Arles-sur-Tech ; climat doux, saison de mai à octobre, ressources limitées.

Eaux bicarbonatées - sodiques - ferrugineuses - arsenicales (genre Vichy), température froide. Usitées principalement en boisson, dans certaines dyspepsies, le diabète, l'arthritisme.

Bourbon-Lancy (Saône-et-Loire), 5.000 habitants, voie d'accès P.-L.-M. ligne du Bourbonnais par Moulins, Gilly et Cercy-la-Tour. Situation, sur le revers d'une colline au versant occidental du Morvan. Altitude 240 mètres, climat doux et égal, saison juin à septembre. Ressources modestes : 1 établissement thermal, 20 baignoires, douches, douches-massages, piscines, étuves.

Eaux chlorurées-sodiques faibles, chaudes 46 à 56°, 5 sources donnant un débit quotidien de 4.000 hectolitres.

Modes d'emploi : boisson, bains, piscines, étuves, douches.

Indications thérapeutiques : rhumatismes et névralgies, maladies de l'utérus.

Bourbon-l'Archambault (Allier), 4.500 habitants ; voie d'accès P.-L.-M., ligne du Bourbonnais jusqu'à Moulins et ligne de Moulins à Cosne-sur-l'OEil. Situation, dans un vallon entouré de collines. Altitude 260 mètres. Climat frais, saison 15 juin-15 septembre. Ressources modestes, hôtels et 1 établissement thermal, 1 hôpital militaire. 2 sources : « Chaude » et « Jonas ».

Eaux chlorurées-sodiques, température 52 et 12°.

Modes d'emploi : « Source chaude » en bains ; eau froide (Jonas) ferrugineuse en boisson.

Indications thérapeutiques · paralysies, rhumatismes, scrofule, affections utérines, anémie, chlorose.

Bourbonne-les-Bains (Haute-Marne), 4.500 habitants, sur la ligne de Vitrey à Bourbonne. Situation : confins de la Haute-Marne avec les Vosges ; site agréable, abrité de 3 côtés par des collines. Altitude 285 mètres, climat tempéré, saison juin à octobre.

Ressources d'une petite ville, hôtels, vie confortable, existence calme. Etablissements thermaux : thermes civils, 1re et 2e classe, nombreuses baignoires et salles de douches, piscines; un hôpital militaire.

Eaux chlorurées-sodiques lithinées, chaudes 42 à 65°, 3 sources naturelles, 13 puits artésiens.

Modes d'emploi : traitement externe, bains, étuves, fomentations, applications locales de boues minérales. La douche y est donnée d'une façon spéciale (jet vertical, malade couché); on fait aussi usage de l'eau en en boisson. Eaux-mères.

Indications thérapeutiques : rhumatismes, paralysies, névralgies, goutte, obésité; traumatismes, plaies de guerre, congélation.

La Bourboule (Puy-de-Dôme), 2.000 habitants, sur la ligne de Laqueuille au Mont-Dore, viâ Clermont-Ferrand. Situation : dans la vallée de la Dordogne à 10 kilomètres de ses sources, abritée par un gigantesque rocher, altitude 850 mètres, climat de montagne assez rude, saison juin à octobre.

Ressources assez considérables : 3 établissements thermaux, 1re 2e et 3e classes.

Eaux arsenicales, bicarbonatées et chlorurées. Sources dues à des puits artésiens au nombre de 7. Les puits de la rive droite sont à température élevée et à minéralisation forte; ceux de la rive gauche ne débitent qu'une eau froide (19°) peu minéralisée. L'eau qui caractérise La Bourboule est l'eau des sources Choussy et Perrière (56°), qui contient jusqu'à 28 milligrammes d'arséniate de soude par litre.

Modes d'emploi : boisson, douches, inhalations, pulvérisations.

Indications thérapeutiques : maladies des voies respiratoires, maladies de la peau, rhumatisme, anémie, diabète avec amaigrissement.

Contre-indications : maladies du cœur mal compensées, affections du foie, maladies aiguës, tuberculose congestive.

Brides-les-Bains (Savoie), voies d'accès P.-L.-M., ligne d'Albertville à Moutiers-Salins. Situé dans la vallée du Dron, altitude 640 mètres, climat de montagne, saison 1er juin à fin septembre.

Quelques ressources, établissement-hôtel.

Eaux chaudes 35°, sulfatées, mixtes ou chlorurées-sulfatées, débit 400 mètres cubes par jour.

Modes d'emploi : boisson, bains de piscines, douches, irrigations intestinales.

Indications thérapeutiques : maladies de l'intestin avec constipation, obésité, lithiase biliaire, diabète.

Bussang (Vosges), ligne de l'Est par Nancy, Epinal, Remiremont, Bussang. Situé au centre des Vosges dans la vallée de la Moselle. Altitude 630 mètres. Eaux ferrugineuses-bicarbonatées, très gazeuses, froides, employées surtout comme eaux de table. Atonie gastrique, anémies.

Capvern (Hautes-Pyrénées), sur la ligne de Toulouse à Bayonne. Altitude 650 mètres, climat doux, saison 15 mai-1er octobre. Eaux sulfatées-calciques tempérées, 2 établissements, 60 baignoires, 2 douches, 2 sources, « Hount-Caoute », 24°, Bouridé, 21°; débit 30.000 hectolitres par jour.

Modes d'emploi : boisson, bains, douches.

Indications thérapeutiques : gravelle urinaire et biliaire, maladies des voies urinaires, goutte, arthritisme, diabète.

Contre-indications : maladies aiguës, cancer, tuberculose, maladies du cœur, diabète avancé.

Carlsbad (Bohême), 12.000 habitants, situé à 112 kilomètres de Prague, dans la vallée de la Tepl. Altitude 384 mètres, climat de montagne, variations fréquentes et brusques de la température. Saison mai à octobre. Ressources très considérables, station très fréquentée. Plusieurs établissements bien installés dont le Kurhaus. Carlsbad tire sa richesse, comme la plupart des stations allemandes, d'un impôt « Kur-taxe » perçu sur les baigneurs. Les sources, très nombreuses, sont chaudes, pour la plupart 30 à 73°, Sprudel (autres sources, Marktbrunnen Mühlbrunnen) ; ce sont des eaux bicarbonatées-sulfatées-chlorurées.

Modes d'emploi : boisson, bains, douches, etc.

Comme le dit Durand-Fardel (*Traité des eaux miné-rales*) : « Moins riches en bicarbonate de soude et en chlorure de sodium que la plupart des chloro-bicarbo-natées de France, sans être arsenicales, alors que le sulfate de soude ne paraît devoir y ajouter que quelques propriétés laxatives, elles représentent néanmoins une indication puissante que cependant Vichy peut remplacer dans bien des cas. »

Indications thérapeutiques : maladies du foie et de la rate, congestion hépatique, lithiase biliaire, dyspepsies, atonie gastrique et intestinale, constipation, gravelle, goutte, diabète.

Cauterets (Hautes-Pyrénées), voie d'accès, chemin de fer du Midi et tramway électrique de Cauterets-Pierrefitte. Jolie petite ville de 2.000 habitants, construite dans une vallée très encaissée. Altitude 680 mètres, climat de montagne, saison du 15 mai au 15 octobre.

Ressources nombreuses comme hôtels, approvisionnements, distractions. 9 établissements thermaux, 12 sources débitant 15.000 mètres cubes par jour.

Eaux sulfurées-sodiques chaudes.

Modes d'emploi : boisson « La Raillière » et « Mauhourat », bains, douches, piscines ; l'eau est claire, onctueuse, elle ne blanchit pas et ne dégage pas d'hydrogène sulfuré.

Indications thérapeutiques : affections profondes des os et des articulations, plaies mal fermées, maladies de la peau.

Challes (Savoie), à 5 kilomètres de Chambéry, (tramway à vapeur). Altitude 290 mètres, climat doux, saison de mai à octobre. Quelques ressources : hôtels, villas, établissement thermal.

Eaux sulfurées-sodiques, chloro et iodo-bromurées, froides 12°, débit faible, employées surtout en boisson et exportées. Affections des voies respiratoires, maladies de la peau, maladies des femmes.

Chatel-Guyon (Puy-de-Dôme) desservi par la gare de Riom à 5 kilomètres. P.-L.-M., ligne de Paris à Clermont-Ferrand. Coquette station thermale bâtie au pied d'une falaise sur les bord du Sardon; a pris dans ces derniers temps une importance considérable. Altitude 380 mètres, climat auvergnat, saison de juin à fin septembre.

Ressources assez grandes : grands hôtels, villas, établissements nouvellement aménagés et confortables. Kurhaus — maison de régimes.

Eaux fournies par 27 sources à minéralisation à peu près semblable, chaudes 20 à 37°, gazeuses, chloro-bicarbonatées-sulfatées (genre Carlsbad); principales sources : Deval, Germaine, Yvonne, Gubler, Marguerite.

Modes d'emploi : boisson, bains, bains carbo-gazeux, bains à eau courante donnés dans des piscines individuelles à moitié enterrées dans le sol, bains frais et gazeux à 28°, bains tièdes à 34°, bains chauds à 38°. Irrigations intestinales avec sondes spéciales permettant de faire pénétrer le courant d'eau de lavage très loin dans l'intestin.

Indications thérapeutiques : maladies de l'intestin (entérites) avec constipation, lithiase biliaire et congestion du foie, obésité, diabète, albuminurie, lithiase rénale, cartarrhe de la vessie, métrites chroniques.

Contre-indications : états aigus, tuberculose, cardiopathies mal compensées.

Chaudes-Aigues (Cantal), petite ville à 30 kilomètres de Saint-Flour, ligne de Béziers à Neussargues, altitude 650 mètres, climat de montagne. Ressources très restreintes.

Eaux carbonatées-sodiques et calciques peu minéralisées, débit, 1 million de litres par jour, température : source du Par, 81°, Moulin du Ban, 72° (les plus chaudes de France). 3 petits établissements.

Modes d'emploi : bains, douches, boisson.

Indications thérapeutiques : rhumatisme, névralgies.

Contrexéville (Vosges), desservi par le chemin de fer de l'Est, ligne de Chalandrey à Nancy par Mirecourt, village bâti dans la vallée du Vair, altitude 342 mètres, climat doux, sauf en plein été, saison 15 juin-15 septembre.

Ressources très étendues comme hôtels, installations confortables. Grand établissement thermal bien aménagé.

Eaux sulfatées-calciques froides 11° : 7 sources dont la principale « Pavillon ».

Modes d'emploi : boisson surtout ; l'eau est bue le matin à jeun, elle provoque une abondante émission d'urines très claires et un peu de diarrhée avec bile. Depuis la création de l'établissement : bains et douches.

Indications thérapeutiques : gravelle urinaire, coliques néphrétiques, catarrhe de la vessie, goutte, lithiase biliaire.

Contre-indications : néphrites, cirrhoses du foie, tuberculose, cancer, maladies du cœur.

Dax (Landes), sur la ligne de Bordeaux à Irun (Compagnie d'Orléans). Ville de 10.000 habitants sur la rive gauche de l'Adour. Altitude 12 à 40 mètres, climat doux permettant la cure toute l'année, saison mai à octobre.

Ressources d'une grande importance comme hôtels, installations confortables, établissements spacieux : « Grand Etablissement » et « Baignots ».

Eaux sulfatées-mixtes très chaudes (52 à 60°), nombreuses sources, débit 100.000 hectolitres par jour.

Boues végéto-minérales naturelles formées par l'Adour (voir p. 64) appliquées en bains généraux ou locaux.

Modes d'emploi : bains de piscines, douches, bains de boue.

Indications thérapeutiques : rhumatismes, névralgies, douleurs, goutte, affections chirurgicales de l'appareil locomoteur.

Eaux-Bonnes (Basses-Pyrénées), petit village d'un millier d'habitants, station thermale pendant la saison. Chemin de fer du Midi, ligne de Pau à Laruns. Situé dans la vallée pittoresque d'Ossau. Altitude 750 mètres, climat de montagne, mais doux, assez égal. Saison 1er juin à fin septembre. Quelques ressources : 2 établissements.

Eaux sulfurées-sodiques-chlorurées, chaudes : 8 sources, la plus chaude 34° « Source vieille ».

Modes d'emploi : boisson, bains, gargarismes, douches.

Indications thérapeutiques : affections chroniques des voies respiratoires.

Eaux-Chaudes (Basses-Pyrénées), à 6 kilomètres de Laruns par la ligne du Midi : petit village à proximité des Eaux-Bonnes, altitude 675 mètres, climat de montagne, quelques ressources, 1 établissement thermal.

Eaux sulfurées-sodiques faiblement minéralisées, température 10 à 36°. Boisson, bains, douches.

Indications thérapeutiques : rhumatismes, névralgies, maladies de l'appareil respiratoire.

Ems (Allemagne-Nassau), ville de 7.000 habitants dans la vallée du Lahn, affluent du Rhin. Altitude 100 mètres, climat doux avec transitions brusques de température entre le jour et la nuit. Saison : 15 mai à octobre.

Ressources très étendues, hôtels et établissements-hôtels, Kurhaus. Ville riche grâce à l'impôt sur les baigneurs (Kur-Taxe).

Eaux bicarbonatées-sodiques-chlorurées, gazeuses, chaudes, 20 sources. Débit 20.000 hectolitres par jour.

Modes d'emploi : boisson, bains, douches, inhalations, étuves, pulvérisations.

Indications thérapeutiques : inflammations chroniques des voies respiratoires, des voies urinaires, maladies des femmes, goutte, rhumatisme, obésité.

Enghien (Seine-et-Oise), 3.000 habitants, ligne du Nord, à 20 minutes de Paris, sur le bord du lac du même nom. Altitude 44 mètres, climat doux et température régulière. Saison : mai à octobre.

Ressources très importantes, 2 établissements.

Eaux hydro-sulfurées froides, 11 à 15°.

Modes d'emploi : boisson, bains, douches, gargarismes, inhalations, pulvérisations.

Indications thérapeutiques : affections des voies respiratoires, rhumatisme chronique, goutte, syphilis, maladies de la peau à forme suintante, eczéma suintant. Exportation des eaux qui se conservent bien à cause de leur température froide.

Escaldas (Les) (Pyrénées), à 1.350 mètres d'altitude, surtout fréquentée par les régionaux. Station la plus élevée de France, climat de montagne. Etablissement-hôtel.

Eaux sulfurées-sodiques chaudes, de 26 à 42°.

Indications thérapeutiques : rhumatisme, névralgies, maladies des voies respiratoires.

Evaux (Creuse), à 30 kilomètres de Montluçon, chemin de fer d'Orléans, dans un pays très pittoresque, altitude 446 mètres, climat de montagne.

Ressources modestes : 1 établissement.

Eaux faiblement minéralisées, bicarbonatées-calciques chaudes, 28 à 56°; nombreuses sources utilisées surtout en usage externe : bains, bains de piscines, bains de vapeur, etc.

Indications thérapeutiques : rhumatisme, nervosisme, maladies des voies respiratoires.

Evian (Haute-Savoie), chef-lieu de canton, 3.500 habitants, sur la ligne de Bellegarde au Bouveret. Situation pittoresque en face de Lausanne sur le lac de

Genève, altitude 370 mètres, climat doux, saison juin-septembre.

Ressources très grandes, hôtels confortables et modernes, vie facile, 2 établissements dont un très moderne, très luxueux (Institut hydrothérapique).

Eaux très faiblement minéralisées, très légèrement bicarbonatées-sodiques et calciques. Minéralisation totale au litre : 0 gr. 41 centigrammes. Source la plus connue « Cachat », fraîche, inodore, incolore, très agréable à boire, température constante 11°.

Modes d'emploi : la cure est faite principalement en boisson : eau très diurétique. Accessoirement : bains, douches, hydrothérapie, massage, mécanothérapie.

Indications thérapeutiques : artério-sclérose, lithiase biliaire et rénale, goutte, diabète, arthritisme, maladies des voies urinaires.

Contre-indications : artério-sclérose avancée, lésions du cœur mal compensées, tuberculose, cancer, etc.

Forges-les-Eaux (Seine-Inférieure), 2.000 habitants, chemin de fer de l'Ouest, ligne de Paris à Dieppe par Pontoise. Petit bourg bien abrité dans une vallée fertile. Altitude 120 mètres, climat doux mais pluvieux, saison juin à octobre. Ressources moyennes, 1 établissement thermal.

Eaux ferrugineuses froides, 7°, débit 300 hectolitres par jour. Boisson surtout.

Indications thérapeutiques : anémie, chlorose, diar-rhée chronique.

Franzensbad (Bohême), petit village voisin de Marien-bad, altitude 600 mètres, climat de montagne un peu rude, saison mai à fin septembre, ressources étendues : établissements thermaux, hôtels, villas, etc.

Eaux bicarbonatées-chlorurées et sulfatées (genre Carlsbad), mais froides et ferrugineuses.

Modes d'emploi : boisson, bains, douches, bains de boue.

Indications thérapeutiques : dyspepsies, constipation, maladies du foie, goutte, diabète, anémie.

Graüs d'Olette (Pyrénées-Orientales), voies d'accès : chemin de fer du Midi par Bordeaux, Narbonne, Prades. Altitude 690 mètres, climat doux, saison mai-octobre, peu de ressources, établissement-hôtel.

Eaux sulfurées-sodiques les plus chaudes de France (79°), débit considérable.

Modes d'emploi : boisson, bains à eau courante.

Indications thérapeutiques : rhumatisme muscu-laire et viscéral, maladies des yeux et de la gorge.

Hammam-Meskoutine (Constantine), à 20 kilomètres de Guelma, sur la ligne de Constantine à Bône. Sour-ces nombreuses hyperthermales, les plus chaudes qu'on connaisse, 95° (Grande-Cascade).

Eaux bicarbonatées-sulfatées-chlorurées peu minéralisées, 1 établissement thermal.

Indications thérapeutiques : affections rhumatismales, goutte, paludisme, suites de blessures.

Hammam Rhira (Alger), à 4 heures d'Alger.

Eaux sulfatées-calciques légèrement bicarbonatées et chlorurées hyperthermales. Source Romaine, 70° ou froide, « Fontaine du Génie », 11°. Grand hôtel-établissement.

Modes d'emploi : hydrothérapie chaude, bains de piscines à 36 et 42°, massage, eau froide en boisson.

Indications thérapeutiques : rhumatisme, névrites, névralgies.

Kissingen (Bavière), dans la vallée de la Saal, altitude 200 mètres, climat doux. Ressources étendues pas d'établissement thermal, mais Kurhaus et hôtels.

Eaux froides, chlorurées-sodiques ; les sources Racokczy et Pandour sont les plus fréquentées : eaux laxatives.

Modes d'emploi : eaux peu minéralisées, en boisson, eaux très chlorurées réservées pour les bains ou les douches ou les bains à eau courante. L'hygiène, tient une large place dans le traitement où non seulement la cure elle-même, mais le lever, le coucher, la promenade, le repos, l'alimentation, tout est réglé militairement et accompagné de musique !

Indications thérapeutiques : lymphatisme, scrofule, rhumatisme, obésité, constipation, maladies des femmes.

Kreuznach (Prusse), ville de 15.000 habitants, altitude 110 mètres, climat doux, saison mai à octobre.

Ressources très étendues. Etablissements thermaux; et Kurhaus, une des principales stations allemandes.

Eaux chlorurées-sodiques non gazeuses, 3 sources principales, température de 12 à 30°.

Modes d'emploi : usage externe principalement, bains et douches.

Indications thérapeutiques : scrofule, affections des os et des articulations, maladies de la peau.

Labassère (voir Bagnères-de-Bigorre).

Lamalou (Hérault), petite localité sur la ligne de Montpellier à Castres. Située dans un vallon pittoresque divisé en 3 parties par 3 groupes de sources : L. le haut, L. le centre, L. le bas. Altitude 175 à 200 mètres, climat doux et tempéré, saison mai à octobre.

Ressources assez étendues, hôtels confortables, 3 établissements : Principales sources : « Capus » 21°, « Usclade » 48°, « Petit Vichy » 16°.

Eaux bicarbonatées mixtes ferrugineuses. Ce sont des eaux limpides assez agréables à boire malgré leurs sels de fer; elles sont gazeuses et louchissent au contact de l'air.

Modes d'emploi : boisson, bains, douches, bains de gaz carbonique. Indications thérapeutiques : rhumatisme articulaire chronique, maladies de la moelle, paraplégies, tabès, névralgies, anémie, chlorose.

Louèche (Suisse), village situé au fond d'un vallon sauvage entouré de hautes montagnes. Climat de montagne à cause de l'altitude, saison courte, juillet-août. Aucune ressource, sauf hôtel, et établissements-hôtels, 5 établissements.

Eaux sulfatées-calciques chaudes, 35 à 50°.

Modes d'emploi : bains de piscines, douches, boisson.

Indications thérapeutiques : rhumatisme, affections nerveuses, goutte, maladies de la peau.

Luchon (voir Bagnères-de-Luchon).

Luxeuil (Haute-Saône), 5.000 habitants, sur la ligne de Paris à Belfort (Est). Sur le revers occidental des Vosges, abrité contre les vents du nord, altitude 310 mètres, climat tempéré, saison mai à octobre.

Ressources assez modestes sauf hôtels, maisons particulières, excursions, Etablissement (propriété de l'Etat), grand, spacieux, confortable.

Eaux chlorurées-sodiques, ferrugineuses, chaudes, température : de 21 à 52 degrés.

Modes d'emploi : boisson, bains, douches, bains de piscines, bains de boues. L'action des eaux est sédative et tonique.

Indications thérapeutiques : rhumatismes, névralgies, paralysies, anémies, chlorose, maladies des femmes, stérilité.

Maizières-en-Morvan (Côte-d'Or), station thermale connue depuis longtemps, mais fréquentée seulement par les gens du pays. Transformée depuis peu de temps, et aménagée avec plus de confortable.

Eau froide 10°, chlorurée-sodique faible, très riche en gaz : azote, argon, hélium, par conséquent très radioactive (voir p. 20).

Modes d'emploi : boisson, bains, douches.

Indications thérapeutiques : dyspepsies légères, chlorose, maladies nerveuses, lésions de la peau.

Marienbad (Bohême), dans une vallée pittoresque. Altitude 650 mètres, climat doux mais humide, transitions brusques de température entre le jour et la nuit, saison mai-octobre.

Ressources très étendues, hôtels, villas, installations luxueuses, station très fréquentée, 3 établissements; nombreuses sources dont les plus anciennes sont Kreuzbrunnen et Ferdinandsbrunnen.

Eaux froides bicarbonatées-chlorurées, sulfatées, gazeuses. Débit très grand.

Modes d'emploi : boisson, bains (Marienquelle), douches, bains d'acide carbonique, boues.

Indications thérapeutiques : obésité, pléthore abdominale, affections du foie et de l'estomac.

Martigny-les-Bains (Vosges), sur la ligne de l'Est, par Langres. Altitude 377 mètres, climat doux. Saison : juin à octobre, 3 sources principales, « Lithinée », « Ferrugineuse », « Savonneuse ». Débit 200.000 litres par jour.

Eaux sulfatées et bicarbonatées mixtes, lithinées, température 10°.

Ressources : établissement thermal de bains et douches alimenté par la source « savonneuse ».

Eaux diurétiques laxatives.

Indications thérapeutiques : les mêmes que Vittel et Contrexéville.

Molitg (Pyrénées-Orientales), altitude 450 mètres, climat tempéré, 3 établissements thermaux.

Eaux sulfurées-sodiques chaudes, 21° à 37°, contenant beaucoup d'azote et de barégine.

Modes d'emploi : boisson, bains, douches, inhalations.

Indications thérapeutiques : maladies de la peau, arthritisme, rhumatisme, goutte.

Mont-Dore (Puy-de-Dôme), sur la ligne d'Orléans par Montluçon, Clermont-Ferrand, Laqueuille. Altitude 1.050 mètres, climat de montagne assez rude. Saison de juillet à fin d'août.

Ressources assez étendues. Etablissement thermal spacieux et confortable. Sources nombreuses et abondantes, débit : 900.000 litres par jour; chaudes 38 à 47°, sauf « Sainte-Marguerite » qui n'a que 10°.

Eaux arsenicales, bicarbonatées-sodiques et chlorurées faibles, très riches en acide carbonique.

Modes d'emploi : inhalation et bains hyperthermaux, boisson, bains, douches.

Indications thérapeutiques : asthme, bronchite sèche, laryngite et rhino-pharyngite, tuberculose pulmonaire, rhumatisme.

Contre-indications : tuberculose avancée, artériosclérose, maladies du cœur mal compensées, affections du foie et du rein.

Montmirail (Vaucluse), à 15 kilomètres d'Orange, au pied du mont Ventoux, climat doux. Altitude 180 mètres, 1 établissement-hôtel, 3 sources : une sulfureuse, une ferrugineuse, une sulfatée-sodique-magnésienne purgative dite « Eau verte ». Surtout exportée comme eau purgative.

Nauheim (Allemagne), Hesse-Darmstadt, petite ville de 3.000 habitants sur le versant du Taunus. Altitude 150 mètres, climat doux.

Ressources assez importantes.

Eaux chlorurées-sodiques très gazeuses, plusieurs établissements thermaux.

Modes d'emploi : boisson, bains, douches, bains d'eau courante, bains carbo-gazeux, et douches d'acide carbonique dont on fait un véritable abus préjudiciable aux malades atteints d'une lésion cardiaque.

Indications thérapeutiques : les mêmes que Biarritz ou Kissingen.

Néris (Allier), petite ville de 3.000 habitants à 7 kilomètres de Montluçon. Altitude 354 mètres, sur la ligne de Gannat à Montluçon, climat doux, saison de mai à octobre.

Ressources étendues. Etablissements thermaux (propriété de l'Etat) confortables et bien outillés.

Eaux chaudes, 43 à 52°, peu minéralisées, oligo-métalliques, radio-actives, ce qui explique leur action sédative sur le système nerveux. Sources nombreuses à débit considérable : 4 millions de litres par jour. Eaux très riches en algues ou végétations sous-marines appelées « conferves », donnent à l'eau un toucher onctueux.

Modes d'emploi : boisson, bains, douches, irrigations intestinales, vaginales, douches de vapeur.

Indications thérapeutiques : rhumatisme, névralgie, affections douloureuses de la peau, affections utérines, paralysies, neurasthénie, hystérie.

Neuenahr (Prusse Rhénane), à 1 h. 1/2 de Cologne ou de Coblentz.

Située dans la vallée de l'Ahr, altitude 92 mètres, climat doux, saison mai à octobre.

Ressources assez grandes, hôtels, établissement thermal.

Eaux chaudes, 20 à 40°, bicarbonatées-sodiques-lithinées, gazeuses.

Modes d'emploi : boisson, bains, douches, inhalations.

Indications thérapeutiques : dyspepsies, affections des voies respiratoires, maladies du foie, diabète, goutte, rhumatisme.

Niederbronn (Alsace), au pied des Vosges sur la ligne de Strasbourg à Metz. Altitude 192 mètres, climat doux.

Ressources moyennes, pas d'établissement, mais hôtels-établissements.

Eaux chlorurées-sodiques froides, boisson prépondérante, bains.

Indications thérapeutiques : chlorose, anémies, obésité.

Orezza (Corse), 50 kilomètres de Bastia, climat doux, pays pittoresque, saison mai à septembre, mais presque aucune ressource, fréquenté par les gens du pays.

Eaux ferrugineuses très gazeuses, froides. Employées

en boisson exclusivement, exportation très importante.

Indications thérapeutiques : troubles dyspeptiques, anémies.

Pierrefonds (Oise), 2 heures de Paris, ligne du Nord, de Paris à La Ferté-Milon. Altitude 87 mètres, climat parisien, saison juin à septembre.

Ressources suffisantes, 1 établissement thermal.

Eaux sulfurées-calciques froides, 2 sources, dont l'une est ferrugineuse.

Modes d'emploi : boisson, bains, inhalations, pulvérisations.

Indications thérapeutiques : affections des voies respiratoires.

Plombières (Vosges), réseau de l'Est, station terminus d'Aillevillers à Plombières. Petite ville de 2.000 habitants, située dans la vallée pittoresque de l'Eaugronne. Altitude 430 mètres, climat tempéré, bien que climat de montagne.

Ressources très étendues; hôtels nombreux, installations confortables, distractions mondaines. Plombières est une des principales stations thermales de France, saison 15 mai-1er octobre, 6 établissements thermaux : Thermes, Bain Romain, Bain des Dames, Bain tempéré, Bain des Capucins, Bain national, donnant au total 160 cabines de bains ou douches, piscines, salles d'inhalation, cabines pour irrigation intestinale, etc.

Eaux arsenicales faiblement minéralisées, très radioactives. Les sources très nombreuses (45), à débit très grand (730.000 litres par jour), peuvent être divisées en 2 catégories : eaux tempérées ou savonneuses 13 à 40°, eaux chaudes ou hyperthermales 40 à 74°.

Modes d'emploi : boisson, bains, bains de piscines, douches, étuves humides, irrigation intestinale, mais surtout bains prolongés.

Indications thérapeutiques : dyspepsie intestinale ou gastro-intestinale, entérites avec prédominance de la douleur, entérite muco-membraneuse, affections rhumatismales, névroses, neurasthénie, maladies de la peau avec démangeaisons.

Pougues (Nièvre), à 13 kilomètres de Nevers sur la ligne du Bourbonnais (P.-L.-M.), dans une vallée fertile sur la rive droite de la Loire. Altitude 195 mètres, climat doux, saison 15 mai-1er octobre.

Ressources d'une petite ville. Etablissement thermal confortable.

Eaux bicarbonatées-sodiques gazeuses, originairement chaudes, mais émergeant à température basse, nombreuses sources. « Saint-Léger » est la plus importante, son débit est de 15.000 litres par jour.

Modes d'emploi : boisson, bains, douches, cure de terrain, cure d'air, etc.

Indications thérapeutiques : dyspepsies, maladies du foie, maladies des voies urinaires. L'eau de Pougues est exportée en grande quantité.

Rennes-les-Bains (Aude), sur le chemin de fer du Midi par Carcassonne et Montazels. Altitude 320 mètres, climat tempéré.

Ressources très modestes, 3 établissements alimentés par 3 eaux différentes.

Eaux : 1° calciques-ferrugineuses; 2° ferrugineuses; 3° chlorurées-sodiques.

Modes d'emploi : boisson, bains, douches; eaux employées comme toniques et reconstituantes.

Indications thérapeutiques : anémies, chlorose, lymphatisme, scrofule.

Royat (Puy-de-Dôme), 2.000 habitants, aux portes mêmes de Clermont-Ferrand (2 kilomètres), tramway électrique. Très ancienne et très pittoresque station thermale dans une gorge encaissée. Altitude 450 mètres, climat tempéré, saison de mai à octobre.

Ressources étendues, hôtels, villas, etc. Etablissement thermal bien aménagé et bien outillé.

Eaux bicarbonatées-chlorurées gazeuses, tièdes, 20 à 35°, 6 sources présentant entre elles une gamme remarquable de thermalité, de minéralisation et de richesse en gaz carbonique. Sources les plus importantes : César, Eugénie, Saint-Mart, Saint-Victor.

Modes d'emploi : boisson, bains, douches, etc., mais surtout inhalation, pulvérisation, bains carbo-gazeux, bains à eau courante.

Indications thérapeutiques : maladies du cœur et des artères, dyspepsies, rhumatisme, goutte, anémie.

Contre-indications : tuberculose, cancer, tendance aux congestions, lésions graves du cœur.

Saint-Amand (Nord), sur la ligne de Lille à Valenciennes, très ancienne station thermale, mais peu fréquentée.

Ressources médiocres en dehors de l'établissement-hôtel.

Eaux sulfatées-calciques froides, bains très renommés dans la cure du rhumatisme, des névralgies, des paralysies, de la goutte.

Saint-Christau (Basses-Pyrénées), desservi par la gare d'Oloron à 8 kilomètres, petit hameau à 300 mètres d'altitude, climat doux et salubre, saison mai à octobre.

Ressources moyennes : établissement thermal-hôtel, fréquenté seulement depuis une trentaine d'années : 2 établissements : « Bains vieux » et « Rotonde ».

Eaux bicarbonatées, calciques, ferrugineuses, minéralisation faible, 0,29 par litre. — Une source est légèrement sulfureuse.

Modes d'emploi : boisson, bains, douches, mais surtout applications locales.

Indications thérapeutiques : maladies de la peau, anémies, chlorose, affections des muqueuses, des voies respiratoires, de l'oreille, des yeux.

Saint-Galmier (Loire).

Eaux bicarbonatées mixtes, gazeuses, froides. N'est pas une station thermale à proprement parler, eaux embouteillées et exportées (15 millions de bouteilles par an).

Saint-Gervais (Haute-Savoie), sur la ligne du P.-L.-M. de la Roche-sur-Foron au Fayet-Saint-Gervais, à 630 mètres d'altitude, au pied du Mont-Blanc, à la sortie de la gorge du Bon-Nant; climat de montagne, saison juin à septembre. — Etablissement reconstruit depuis la catastrophe de 1892.

Eaux chlorurées-sulfatées très légèrement sulfureuses, 3 sources : « Mey, Gontard, Torrent », débitant ensemble 375.000 litres par jour. Température entre 38 et 40°.

Modes d'emploi : boisson, bains, douches, pulvérisation.

Indications thérapeutiques : affections de la peau et des muqueuses qu'on ne peut envoyer aux eaux sulfureuses fortes, action sédative, tonique, dépurative.

Saint-Honoré(Nièvre) desservi par le P.-L.-M. station de Vandenesse, ligne de Clamecy à Cercy-la-Tour. — Bourg agréablement situé sur les premiers contreforts du Morvan, à 275 mètres d'altitude, climat tempéré, saison de mai à octobre.

Ressources assez grandes, hôtels, villas. Etablissement thermal bien aménagé, bien outillé.

Eaux sulfureuses, gazeuses, tièdes, 22 à 31°, à minéralisation faible, 0,67 par litre, chargées de gaz carbonique.

Modes d'emploi : boisson, bains, douches et surtout inhalation, pulvérisation.

Indications thérapeutiques : maladies des voies respiratoires, maladies de la peau irritables.

Saint-Nectaire (Puy-de-Dôme), desservi par la station de Coudes, sur la ligne de Clermont à Issoire (P.-L.-M.). Petite station thermale au fond d'une vallée pittoresque, autrefois divisée en 2 stations : St-N. le haut, et St-N. le bas, aujourd'hui réunies ; altitude 700 et 780 mètres, climat de montagne, saison juin-septembre.

Ressources moyennes, 2 établissements thermaux.

Eaux chlorurées-sodiques, bicarbonatées, ferrugineuses, arsenicales, très gazeuses, chaudes.

Modes d'emploi : boisson, bains.

Indications thérapeutiques : chlorose, anémies, dyspepsies, albuminurie.

Saint-Sauveur (Hautes-Pyrénées), desservi par la gare de Luz (tramway électrique de Pierrefitte); se trouve à l'entrée de la gorge qui conduit au cirque de Gavarnie ; situation très pittoresque dans la partie la plus visitée de la chaîne des Pyrénées. Altitude 770 mètres, climat de montagne mais très doux, très égal, saison juin-fin septembre.

Ressources assez considérables pour l'importance relative de la station. Etablissement thermal bien aménagé pour bains, douches, douches ascendantes, douches pulvérisées.

Eaux sulfurées-sodiques, chaudes, 22 à 34°, 2 sources principales : « Dames » et « Hountalade ».

Modes d'emploi : boisson, mais surtout usage externe.

Indications thérapeutiques : affections des muqueuses. Les eaux de Saint-Sauveur sont pour ainsi dire spécialisées dans le traitement des maladies des femmes.

Salies-de-Béarn (Basses-Pyrénées), ville de 7.000 habitants sur la ligne de Puyoo à Mauléon, est à 50 mètres d'altitude, dans un climat doux rappelant celui de Pau. Saison : fin mars à novembre.

Ressources d'une petite ville, 2 établissements thermaux convenablement installés et aménagés.

Eaux chlorurées-sodiques, iodo-bromurées, froides, 15°, à minéralisation très forte : 250 grammes au litre ; 3 sources : « Fontaine salée », « Griffon », « Oraas », débit : plus de 500 hectolitres par jour.

Modes d'emploi : surtout bains, douches. Eaux-mères, dont on additionne les bains en proportion variable.

Indications thérapeutiques : scrofule, lymphatisme, débilité, paralysies, paralysie infantile, rhumatisme chronique, affections de l'utérus.

Salies-du-Salat (Haute-Garonne), embranchement de Baussens à Foix, sur le Salat affluent de l'Ariège, altitude 292 mètres, climat doux, saison : mai à octobre.

Ressources modestes. Etablissement et sanatorium.

Eaux chlorurées-sodiques froides, les plus riches en sel des eaux chlorurées, 311 grammes au litre.

Modes d'emploi : piscines, douches, bains, eaux-mères, mêmes indications que Salies-de-Béarn.

Salins (Jura), ville de 7.000 habitants desservie par le P. L.-M., ligne de Dijon à Pontarlier, embranchement de Mouchard à Salins, altitude 360 mètres, climat de montagne.

Ressources d'une petite ville. Etablissement thermal-hôtel élevé sur l'emplacement d'une ancienne usine pour l'extraction du sel gemme, contenant notamment une vaste piscine.

Eaux : chlorurées-sodiques, bromurées, froides, assez minéralisées, 23 grammes au litre.

Modes d'emploi : boisson, bains et douches, mêmes indications que Salies-de-Béarn.

Salins-Moutiers (Savoie), gare terminus de l'embranchement Saint-Pierre-d'Albigny à Salins-Moutiers ; situé dans une vallée étroite à 480 mètres d'altitude, climat de montagne, saison : mai à octobre.

Peu de ressources en dehors de l'établissement.

Etablissement thermal assez restreint mais bien installé, 2 sources d'un débit de 35.000 hectolitres par jour, température 34°.

Eaux chlorurées-sodiques chaudes, 12 grammes par litre, et sulfatées-calciques, 2 grammes au litre, assez gazeuses.

Modes d'emploi : bains, douches, bains de piscines, boisson.

Indications thérapeutiques : maladies des femmes, scrofule, lymphatisme, tuberculose osseuse.

Schinznach (Suisse), canton d'Argovie, sur la ligne de Bâle à Zurich. Altitude 340 mètres, climat doux et égal. Petite ville de 1.200 habitants sur l'Aar, station assez fréquentée de la Suisse.

Peu de ressources en dehors de l'établissement thermal-hôtel, très grand et bien aménagé.

Eaux sulfatées-calciques et hydrosulfurées chaudes de 28 à 36°, employées en boisson, bains, douches (hydrothérapie variée).

Indications thérapeutiques : maladies de la peau, maladies des voies respiratoires ; on y traite aussi les plaies mal fermées avec débris osseux ou esquilles à éliminer.

Sermaize (Marne), réseau de l'Est, petite station avec établissement thermal.

Eaux sulfatées-calciques et bicarbonatées froides, 11°, employées en boisson, bains, douches, dans les dyspepsies, les entérites et les maladies des voies urinaires.

Spa (Belgique), voies d'accès de Paris par Saint-Quentin, Namur, Liège. Petite ville de 6.800 habitants, d'aspect gracieux, dans un pays pittoresque, sur les premiers contreforts des Ardennes belges, altitude 300 mètres, climat tempéré, saison 15 mai-15 octobre.

Ressources très considérables, Spa est une station très mondaine et très fréquentée. Etablissement thermal bien aménagé et offrant toutes les ressources de l'hydrothérapie moderne.

Eaux ferrugineuses, bicarbonatées-gazeuses, froides, 10°, à minéralisation totale faible.

Modes d'emploi : boisson, bains, hydrothérapie.

Indications thérapeutiques : anémie, chlorose, troubles menstruels, névralgies.

Thonon-les-Bains (Haute-Savoie), sur le bord du lac de Genève à 9 kilomètres d'Evian. La ville est sur un plateau qui domine le lac tandis que la source se trouve à 2 kilomètres au sud de la ville (source Saint-François).C'est une eau froide légèrement bicarbonatée-calcique; Thonon possède un établissement the rmal où sont donnés des bains et où fonctionne un service complet d'hydrothérapie. L'eau de la source Saint-François s'exporte chaque jour davantage. Mêmes indications thérapeutiques qu'Evian.

Uriage (Isère), relié à Grenoble (12 kilomètres) par un tramway électrique, est situé dans la vallée du Sonnant, altitude 414 mètres, climat salubre et doux, mais chaud dans la journée et frais dès la tombée de la nuit. Saison du 15 mai au 1er octobre.

Ressources d'une station thermale de moyenne importance : hôtels, établissement thermal bien aménagé, 80 baignoires, douches, douches locales, pulvérisations, etc.

Eaux chlorurées-sodiques, sulfureuses, deux sources : l'une sulfureuse, l'autre ferrugineuse, mais la première seule caractérise Uriage. Son eau est tiède (27°), on est obligé de la réchauffer pour les bains.

Modes d'emploi : boisson, bains, douches, pulvérisations, gargarismes, irrigations nasales, vaginales. (La douche écossaise d'Uriage est un peu spéciale, c'est une sorte de douche massage sous l'eau, le malade étant allongé sur un plan incliné. 800 litres d'eau.)

Indications thérapeutiques : maladies de la peau,

maladies respiratoires, rhumatisme-syphilis, scrofule, lymphatisme.

Vals (Ardèche), voie d'accès, P.-L.-M., ligne du Teil à Alais, embranchement de Vogué à Nieigles-Prades, situé dans une vallée ouverte seulement au midi, altitude 250 mètres, climat très doux.

Ressources nombreuses, hôtels et 2 établissements thermaux.

Eaux bicarbonatées-sodiques, gazeuses, froides. Sources très nombreuses.

Modes d'emploi : boisson, bains.

Indications thérapeutiques : maladies des voies digestives, du foie, des voies urinaires, diabète, gravelle. Certaines sources de Vals sont en plus sulfatées-ferrugineuses, arsenicales ; on les emploie dans le paludisme, la chlorose, les anémies.

Vichy (Allier), 13.000 habitants, à 365 kilomètres de Paris, desservi par le réseau P.-L.-M., ligne du Bourbonnais, de Paris à Vichy par Saint-Germain-des-Fossés. Trajet en 5 heures, trains spéciaux l'été.

Situation : sur la rive droite de l'Allier, la ville est bâtie dans un vallon protégé par des collines en amphithéâtre. Connue des Romains, fréquentée depuis le xviie siècle, la ville fut surtout embellie sous Napoléon III (construction d'une digue et d'un parc le long de l'Allier). Les sources principales de Vichy appartiennent à l'Etat, qui les afferme. La Compagnie fermière dut au renouvellement de son bail reconstruire l'établissement thermal, le casino et le théâtre, créer des galeries couvertes entre les sources ; aussi Vichy est-il aujourd'hui la plus importante des stations thermales de l'Europe. Climat doux et égal. Saison 15 mai-1er octobre, bien qu'une partie de l'établissement soit ouverte toute l'année.

Ressources considérables : hôtels luxueux, installations confortables, villas, casino, théâtre, promenades.

Etablissements : Vichy possède :

1º Des établissements appartenant à l'Etat et affermés à la Compagnie fermière.

Etablissement de première classe (le plus beau et le plus vaste de tous ceux d'Europe, superficie 3 hectares), 136 cabines de bains, 13 grandes douches, 24 douches-massages, douches ascendantes, bains d'air chaud, bains de vapeur, douches de vapeur, salles pour lavage d'estomac et de vessie, douches nasales et auriculaires, bains d'acide carbonique, bains de lumière, 2 grandes piscines chaudes, 3 froides, 8 piscines individuelles, un institut de mécanothérapie, un service complet d'électrothérapie.

Etablissement de deuxième classe, 110 cabines de bains, 6 grandes douches, 4 douches-massages, 10 douches ascendantes.

Etablissement de troisième classe, 64 cabines de bains, 4 grandes douches, 4 douches ascendantes.

Etablissement de l'Hôpital, 40 cabines de bains, 2 grandes douches, 4 douches ascendantes, une grande piscine.

2° Un hôpital militaire pour officiers, sous-officiers, soldats et assimilés.

3° Un hôpital thermal appartenant à la Ville, destiné à recevoir les indigents envoyés par les départements.

4° Des établissements appartenant à des particuliers : Lardy, Larbaud, Hammam, etc.

Eaux bicarbonatées-sodiques fortes, froides, tièdes et chaudes, de 12 à 44°, gazeuses ; débit, 500 mètres cubes par jour. Sources chaudes : Chomel 44°, Grande-Grille 41°, Lucas 29°, Hôpital 31° ; froides : Célestins, Parc, Lardy, Mesdames ; presque toutes les sources forées sont froides sauf : Boussange 40°, Dôme 61° ; presque toutes les sources naturelles sont chaudes, sauf Célestins 12°. La minéralisation est presque identique pour chacune des sources : elles diffèrent entre elles par le gaz carbonique plus ou moins abondant et par leur température. L'eau contient en plus : du chlorure de sodium, o gr. 50, du bicarbonate de chaux, o gr. 40, du sulfate de soude, o gr. 30, enfin des traces d'arséniate de soude et de lithine, des quantités appréciables de fer (Mesdames et Lardy), d'acide sulfureux (Lucas et Parc). Quant à l'acide carbonique libre, c'est près de 1 gr. 50 qu'en contient l'eau des Célestins.

Modes d'emploi : boisson prépondérante, mais

presque toujours associée aux bains, douches, douches-massages, ou pratiques diverses d'hydrothérapie, toutes réunies dans l'établissement.

Indications thérapeutiques : dyspepsies, maladies du foie, lithiase biliaire, diabète, arthritisme, lithiase rénale, albuminurie, paludisme, goutte, obésité.

Contre-indications : tuberculose, cancer, artério-sclérose, diabète pancréatique, maladies du cœur mal compensées.

Plus de 90.000 personnes viennent tous les ans à Vichy boire sur place et gratuitement l'eau des sources, mais celles-ci sont encore exportées et le total de l'exportation pour les seules sources de l'Etat se chiffre annuellement par 19 à 20 millions de bouteilles dont 12 à 13 millions de la source « Célestins ». Il faut ajouter à ce chiffre 1 million de bouteilles exportées pour le groupe de Cusset, 10 à 12 millions pour le groupe de Saint-Yorre et 1 million pour le groupe d'Hauterive.

Vittel (Vosges), réseau de l'Est, ligne de Chalindrey à Mirecourt.

Situation : dans la vallée du Vair, à 5 kilomètres de Contrexéville, altitude 336 mètres, climat agréable, mais irrégulier à cause du voisinage des Vosges. Saison 1er juin-15 septembre.

Ressources nombreuses comme hôtels, établissement, parc, mais réduites au point de vue des agréments, station de calme, de repos. Etablissement thermal-hôtel avec cabines de bains et de douches.

Eaux sulfatées-calciques froides. 4 sources principales : Grande Source, Marie, Demoiselles, Salée. Débit, près de 3.000 hectolitres par jour.

Modes d'emploi : comme à Contrexéville et à Martigny, la cure est surtout une cure de boisson ; l'usage externe n'est que l'accessoire.

Indications thérapeutiques : gravelle urinaire ou biliaire, goutte, certains diabètes, certaines albuminuries. Eaux exportées en assez grande quantité.

Wiesbaden (Allemagne, Hesse-Nassau), grande ville de 50.000 habitants sur le versant méridional du Taunus, altitude 105 mètres, climat doux, saison mai à octobre.

Ressources très étendues. Grand établissement thermal ou kurhaus.

Eaux chlorurées-sodiques, gazeuses, chaudes, 50 à 68°. Principale source : Kochbrunnen 68°7, 22 autres sources exploitées, une seule source froide, Faulbrunnen. 3 sources seulement sont employées en boisson, les autres appartiennent à des établissements-hôtels qui s'en servent pour les bains et les douches. Services d'hydrothérapie en général bien organisés.

Indications thérapeutiques : eaux diurétiques, laxatives, stimulantes et toniques employées dans la scrofule, le lymphatisme, mais aussi pour le rhumatisme, les névralgies, les paralysies.

INDEX BIBLIOGRAPHIQUE

M. Durand-Fardel, *Traité des Eaux minérales.*
G. Delfau, *Hygiène et Thérapeutique hydro-thermale.*
, E. Feury, *Précis d'hydrologie.*
H. Delon, *Guide pratique de Thérapeutique hydro-minérale.*

Index médical des stations thermales et climatiques de France.

Annuaire des Eaux minérales.

Monographies des établissements thermaux.

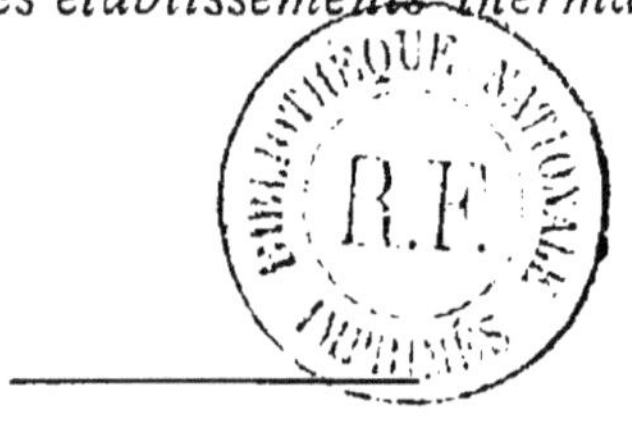

TABLE DES MATIÈRES

CHAPITRE II. — ÉLÉMENTS DES CURES THERMALES

Cure de boisson, médication interne

Hydrothérapie, médication externe

CHAPITRE III. — CLASSIFICATION DES EAUX MINÉRALES

Action physiologique des cures thermales considérées en particulier

CHAPITRE IV. — MALADIES JUSTICIABLES DES CURES THERMALES

CHAPITRE V. — LES RÉGIMES ALIMENTAIRES
PENDANT LA CURE

CHAPITRE VI. — INDEX ALPHABÉTIQUE
DES PRINCIPALES STATIONS THERMALES

Hygiène

par le P' **A. Debove**, Doyen honoraire de la Faculté de Médecine de Paris
et le D' **Pilcque**, Secrétaire adjoint de la Direction de l'Hygiène au
Ministère de l'Intérieur.

Un volume in-18, broché. . . . .   3 fr. 50
—   toile. . . . .   4 fr.

La Santé par l'Hygiène

par le P' **Gréhant**, Membre de l'Académie de Médecine.
Professeur de Physiologie au Muséum d'Histoire naturelle.

Un volume in-18, nombreuses illustrations, relié toile.   3 fr.

Hygiène

par le D' **T.-H. Thoinot**, avec préface du D' Brouardel.

Un volume, cartonné. . . . .   2 fr. 50

Notre Corps, son Entretien, son Hygiène

par E. **Brucker**, Docteur ès Sciences, Agrégé de l'Université.

Un volume in-18 jésus, 212 illustrations, broché. . .   3 fr.

Premiers Soins à donner

aux Malades et Blessés

Prophylaxie et Hygiène infantile
par **M™ Gross-Droz.**
Préfaces de MM. Fr. Passy, D' Lamacq, E. Cazes.

Cet ouvrage n'a pas la prétention de remplacer le médecin. Mais il donne les
moyens de l'attendre quand il est loin, et, quand il est là, de le seconder utilement; entre deux visites, d'exécuter intelligemment ses ordres.

Un volume in-18, nombreuses illustrations, broché   3 fr. 50
—   toile. . .   4 fr.

Imp. Gauthrit.

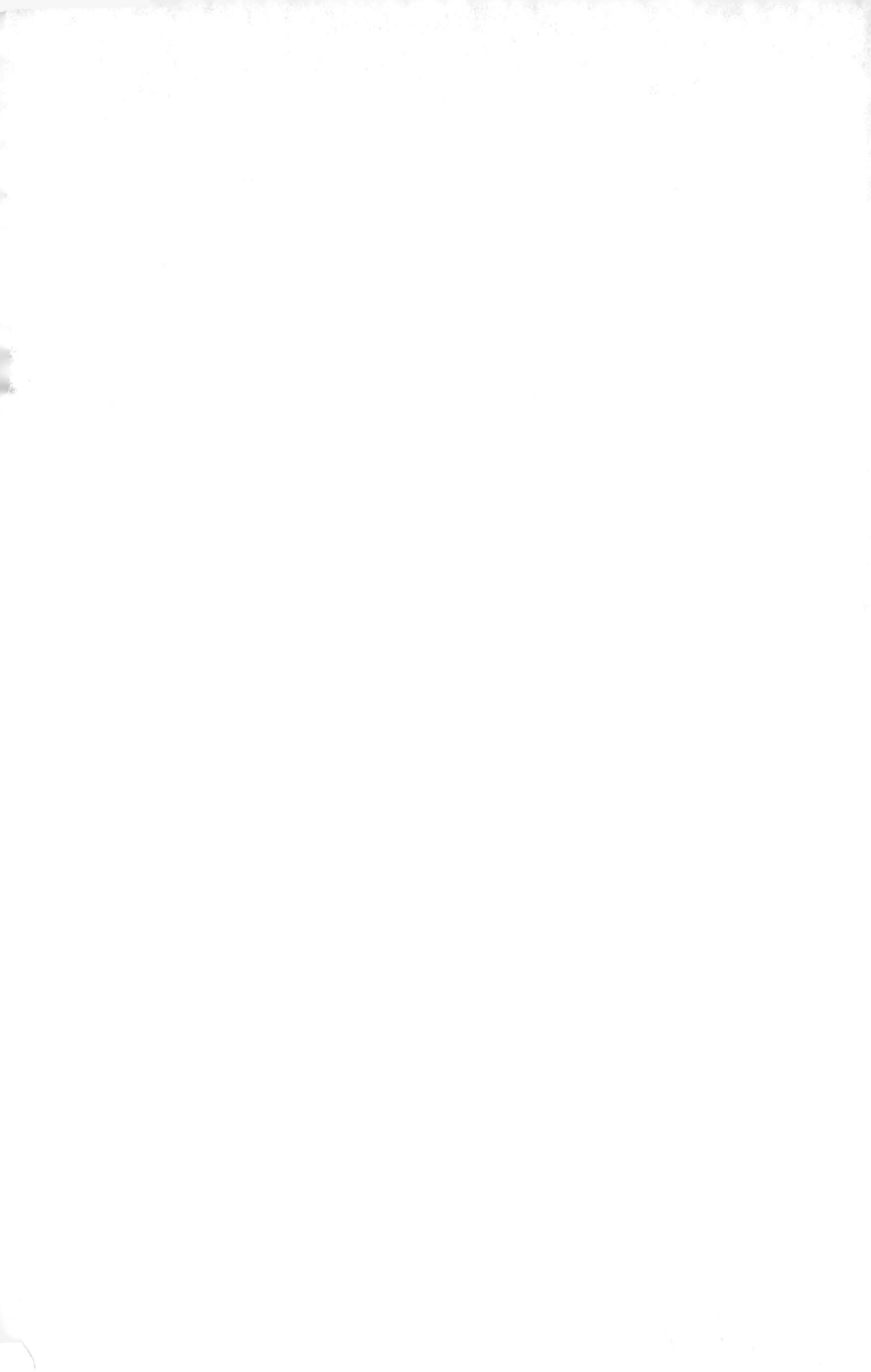